TRAITÉ

DES

MALADIES CUTANÉES DES PIEDS,

TELLES QUE

CORS, OGNONS, DURILLONS, VERRUES, ONGLES, ETC.,

Par M. REULIHET, Pédicure, à Toulouse,

DÉDIÉ A LA JEUNESSE.

Être utile à sa patrie un jour seulement, a plus de prix que la possessiou de tout le bien de ce monde.

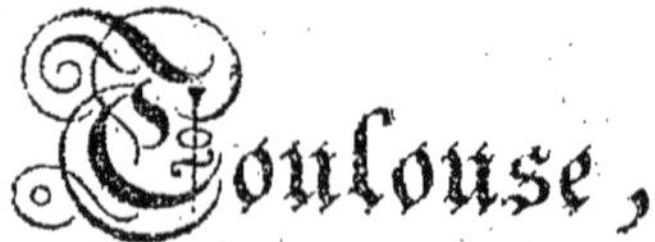

IMPRIMERIE DE J.-M. CORNE, RUE PARGAMINIÈRES.

SONNET MORAL

SUR L'OR.

Méprisable métal, principe d'injustice,
Dont la possession enivre les humains,
Qu'Ophir ne suffirait à de cupides mains :
Moteur d'iniquité, de fraude et d'artifice ;

Tyran sorti des flancs d'un affreux précipice,
La fureur de t'avoir forme les assassins,
Fait naître dans le cœur de barbares desseins,
Et traîne bien souvent tes amans au supplice.

Or fatal ! artisan de nos divisions,
Cruel dévastateur de mille régions,
Séducteur dangereux, instrument de vengeance,

Tu peux du monde entier agiter les ressorts ;
Malgré ton ascendant et ta grande puissance,
Tu ne saurais du crime étouffer les remords.

Par Guillaume Lavabre, élève de la nature.

Je demande au critique qu'il ait la bonté de me citer
La loi qui m'interdit le mot *Ophir*, je lui en saurai bon gré.
Quand sur quelque défaut on pense me confondre,
C'est en me corrigeant que je sais leur répondre.

TRAITÉ

DES MALADIES CUTANÉES

DES PIEDS.

TRAITÉ

DES

MALADIES CUTANÉES

DES PIEDS,

TELLES QUE CORS, OGNONS, DURILLONS, VERRUES, ONGLES, ETC.

PAR M. REULIHET, PÉDICURE, A TOULOUSE.

Dédié à la Jeunesse.

> Etre utile à sa patrie un jour seulement, a plus de prix que la possession de tout le bien de ce monde.

TOULOUSE,

IMPRIMERIE DE J.-M. CORNE, RUE PARGAMINIÈRES, N.° 84.

1831.

Les exemplaires voulus par la loi ayant été déposés, on poursuivra les contrefacteurs. Seront considérés comme contrefaits, tous les exemplaires qui ne seront pas revêtus de la signature ci-après.

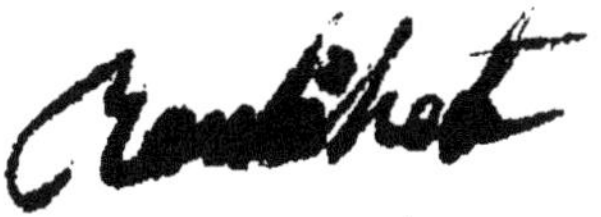

L'on trouvera chez l'auteur tout ce qui concerne la toilette des pieds, et les instrumens nécessaires pour se les soigner.

AVANT-PROPOS.

APRÈS avoir lu et examiné attentivement les ouvrages de plusieurs auteurs sur les maladies des pieds, il m'a paru que, parmi tant de Traités qui ont été faits jusqu'à ce jour sur ce genre de maladies, quoique quelques-uns soient bons, et que d'autres ne soient pas sans mérite, il n'y en a cependant aucun qui puisse convenir à tout âge et à toutes personnes indistinctement. Dans toutes les conditions, depuis l'enfance jusqu'à la vieillesse, on peut avoir besoin de soulagement ; comment pourrait-on se le procurer soi-même à l'instant, si une main habile et désintéressée n'avait pris la peine d'en tracer les moyens?

Plusieurs de ceux qui ont écrit sur cette matière (l'art de soigner les pieds), se bornent à donner de courtes théories, sans multiplier les exemples, sans proposer aux élèves des milliers de positions de maladies à guérir, dont la nature n'offre que trop souvent des modèles.

Dans notre Traité des Maladies cutanées des Pieds, nous avons cru devoir examiner les fonctions et la nature de la peau, la manière dont s'opère la transpiration, etc. etc.; j'ai signalé, autant qu'il m'a été possible, toutes les maladies des pieds, avec un minutieux détail des soins qui conviennent à chacune d'elles. Je reporte tous les remèdes, par ordre, à un formulaire, avec des numéros de renvoi à la page où est décrite la maladie.

L'art du pédicure est un art délicat dans lequel on ne doit rien négliger; les moindres erreurs, dans cette partie, ont souvent des suites funestes. Je me suis mis, autant que je l'ai pu, à la portée des plus faibles intelligences.

Je me suis fait un mérite de citer en tête de mon ouvrage, les auteurs qui m'ont précédé dans l'art de guérir les maladies des pieds; j'ai puisé chez eux des leçons utiles, dont je fais hommage au public.

Ces livres poudreux, rongés de vers, et qui paraissent condamnés à un éternel oubli, contiennent cependant des documens, des recettes, des moyens de guérir dont nous ne saurions nous passer aujourd'hui.... tant la vraie science est de tous les temps, de tous les pays, et ne vieillit jamais....

On s'attend peut-être à me voir tomber à bras raccourcis sur le honteux charlatanisme qui s'exerce depuis si long-temps dans l'art du pédicure. Je ne dirai rien contre cette sorte de gens qui se disent initiés dans un art dont ils n'ont pas même les premières notions; ont-ils fait la moindre étude, ont-ils assisté à une seule leçon anatomique et chimique? —Non.

Si mon livre est favorablement accueilli, le public sera suffisamment en garde contre cette nouvelle espèce de frelons paresseux qui, inhabiles à butiner eux-mêmes, viennent ravager le trésor amassé dès long-temps par l'abeille laborieuse.

Le grand Frédéric, roi de Prusse, dont le nom, dans la postérité la plus reculée, sera répété avec orgueil par la nation au sein de laquelle il prit naissance, le grand Frédéric, dis-je, voulut que, dans ses armées, un soldat de chaque régiment fût méthodiquement instruit dans l'art de soigner les pieds, afin qu'il pût être utile au besoin.

Plein de générosité et de bienveillance, M. Laforest avait proposé, sous le règne de Louis XVI, de dresser gratuitement dans son art un soldat de chaque régiment; cependant ce Roi, dont Laforest était le pédicure, ne tint aucun compte de cette offre obligeante; il y a plus, cet artiste désintéressé fit connaître sa bonne intention par des circulaires et par les journaux. De tous les colonels, M. le marquis d'Auxmont, colonel du régiment de Barrois, infanterie, fut le seul qui envoya à M. Laforest un soldat de son régiment, nommé Villeneuve, pour qu'il l'instruisît dans son art. Le 22 Octobre 1784, ce généreux marquis donna au soldat, outre son logement, trente sous par jour jusqu'à ce qu'il fût parfaitement instruit; au bout de ce temps, ce Villeneuve revint à son régiment muni d'attestations légales de capacité.

Un si bel exemple aurait bien dû être suivi par tous les autres colonels ; je dis mieux, par le Roi lui-même.... Des soldats Français valent bien la peine qu'on fasse pour eux quelques légers sacrifices, eux qui, au besoin, sacrifient si généreusement leur sang, et même leur vie.

Le sieur Reulihet désire être utile à l'armée française, au peuple, à tous les citoyens de tout âge. Il veut, en propageant sa méthode, que tout individu puisse se soigner lui-même aussi sûrement que s'il était soigné de ses mains ; il prétend lui faire éviter, prévenir, guérir une infinité de maux que des accidens, les chaussures et mille autres causes peuvent leur procurer ; et il faut que tout le monde sache qu'il n'y a pas de petits maux aux pieds. Une égratignure, qui, aujourd'hui, n'est rien en apparence, peut, demain, être fort dangereuse, et plus tard funeste.

Si cette méthode est suivie, il a atteint le but qu'il s'est proposé de rendre facile à chacuu l'art de soigner lui-même ses pieds en toute occasion ; il sera heureux d'avoir été utile, et se dira avec une douce satisfaction : J'ai rendu service à mon pays et à l'humanité.

TRAITÉ
DES MALADIES CUTANÉES DES PIEDS.

CHAPITRE PREMIER.

Des transpirations sensibles et insensibles, et de leurs vices.

Il est démontré par les dissections anatomiques, et à l'aide de microscopes 1.° que le corps humain, cette machine admirable et divine, est un composé de vaisseaux dont quelques-uns sont extrêmement petits et déliés ; 2.° la transudation du sang, qui se fait à travers la surface des os, en raclant sur leur superficie dans les corps vivans, démontre que, dans ces derniers, il n'y a point de partie impénétrable à cette liqueur ; 3.° les vapeurs qui s'exhalent de toutes les parties du corps, et qui paraissent souvent sensibles en forme de rosée sur la surface, prouvent qu'il transpire partout.

Nous avons parlé dans notre introduction, de la composition de la peau, de ses papilles pyramidales, de ses glandes, des vaisseaux de la sueur ou conduits excrétoires qui partent de ces dernières, des cheveux qui naissent latéralement de ces mêmes vaisseaux ; enfin, des lassis ou réseau composé d'artères, de veines, de nerfs et de tuyaux lymphatiques. Outre toutes ces parties, il y a dans la peau une infinité de pores, dont nous ne saurions mieux décrire le curieux mécanisme que ne l'a déjà fait feu M. Grew, en ces termes, devant la société royale :

« Par pores, on entend certains espaces méables » pratiqués dans toute l'étendue de la peau, dont » il n'y a pas plus à douter que de la réalité » de la sueur ou de la transpiration. Ces pores » sont très-remarquables aux mains et aux pieds ; » car si l'on examine avec un microscope ordi- » naire la paume de la main bien lavée, on aper- » çoit de petites raies sans nombre, des grandeurs » et des distances égales partout parallèles, et » particulièrement sur les bouts et les premières » articulations des doigts, et près de la racine du » pouce, un peu au-dessus du poignet. Toutes les » parties où ces raies sont très-régulièrement dis- » posées en triangle sphérique et en ellipses, les » pores qui y sont placés en rangées égales, y sont » assez grands pour être aperçus même sans mi- » croscope ; si on les examine avec cet instrument, » ils paraissent comme autant de petites fontaines » formées par la matière de la sueur, aussi claire » que l'eau de roche, dont on les voit se rem- » plir de nouveau dès qu'on en exprime cette » liqueur.

» L'intention de la nature, dans la position de » ces raies, a été de les accommoder à l'usage et » au mouvement de la main ; celles du côté infé» rieur de chaque triangle, jusqu'à la flexion des » doigts ; celles des autres côtés et des ellipses, jus» qu'aux bouts des doigts, sont disposées de ma» nière que la pression des corps les fait céder à » droite ou à gauche. De plus, les pores sont pla» cés sur ces raies, et non dans les sillons qui se » trouvent au milieu, afin que leur structure en soit » plus ferme, et qu'ils soient moins exposés à être » offensés par la compression. Par ce moyen, les » seuls sillons sont dilatés ou contractés ; les raies » et les pores se maintiennent dans leur état ; ces » derniers sont aussi fort grands dans ces parties, » afin d'en être mieux conservés, quoique la peau » ne soit jamais assez comprimée et condensée par » le travail ou le constant usage des mains pour » en effacer les pores. Ceux des pieds se conservent » aussi, malgré la compression de la peau de ces » derniers, occasionée par le poids de tout le » corps. Ces pores, toujours ouverts, fournissent » un passage très-convenable pour la décharge des » particules transpirables et nuisibles du sang, » portées abondamment dans les mains et dans les » pieds, par le mouvement continuel de ces par» ties : de là, la chaleur presque continuelle que » plusieurs hypocondriaques et femmes hystéri» ques sentent dans les paumes des mains et aux

» plantes des pieds, et non sur le dessus de ceux-ci, » parce que ces parties ne se trouvant pas munies » de la même espèce de pores, reçoivent moins » abondamment les particules de la transpiration.

» Si la même adresse et la même disposition ne » servent point à l'égard des pores du reste de la » peau, c'est parce qu'étant moins exposés à la » compression dans la surface du corps, le même » ordre leur est inutile. »

Après la description de ces pores et la courte exposition de leur usage, qui est de rafraîchir le sang, de donner issue à ses parties fuligineuses et aux vapeurs de la peau, nous en venons à quelques-uns des avantages qui en résultent.

Le corps transpire continuellement, quoique d'une manière insensible, par le moyen de ces pores. Ce fait est démontré par les expériences, qui font voir que l'insensible transpiration surpasse du double toutes les évacuations sensibles mises ensemble, ou que nous perdons une fois plus par ces petites ouvertures de la peau, que nous ne faisons par les selles, les urines et les crachemens.

A présent, lorsque le tissu du sang n'a subi aucune altération par le mélange des particules hétérogènes, et que les pores sont en même temps bien constitués, la transpiration est continuée avec régularité et bon ordre conservé dans toute l'économie animale; mais si, d'un côté, le lien du sang est rompu, son baume détruit, et toutes ses parties mises en désordre, les particules aqueuses passent ou par les reins comme dans les diabètes, ou par les pores cutanés, comme il arrive dans les sueurs abondantes de quelques phthisiques ou autres personnes mal constituées, de même que par l'usage de quelque diaphoritique; de l'autre côté, la combinaison trop serrée des sels et des soufres, la lenteur générale des fluides ou leur viscosité, diminuent beaucoup la transpiration; de plus, l'obstruction ou le resserrement des pores de la peau par l'air extérieur, surtout lorsque le corps, auparavant échauffé et subitement exposé à ce fluide, retenant intérieurement les particules séreuses, dissipées ci-devant par les passages cutanés, occasionne dans le sang une effervescence intestine, jusqu'à ce que ces mêmes particules venant à se faire jour par les reins, ou par les glandes du nez, ou de la trachée-artère, elles sont évacuées par les urines ou par la voie du catère; sans cette évacuation, l'émotion se brise, se soutient très-souvent jusqu'au risque de la vie même: sur quoi je remarquerai que comme les fièvres sont, selon le judicieux Sydenham, les deux tiers des maladies des hommes, de même les deux tiers peuvent avoir très-probablement leur source dans la transpiration supprimée. Les effets du froid, contracté par le corps, sont ainsi expliqués par le docteur Willis dans sa Description des Fièvres.

Lorsque, dit-il, la transpiration est arrêtée par le resserrement des pores occasioné par l'air froid, le sang acquiert plus de chaleur à raison des vapeurs et des sérosités retenues, dont une grande quantité se portant sur les glandes du larynx par les artères qui s'y terminent, attire généralement un catère suffoquant; car cette incommodité, non plus que la toux qui l'accompagne communément avec un crachement abondant, ne viennent point de la chute de l'humeur aqueuse de la tête sur le gosier et le poumon, mais de son abord plus considérable par les artères de ce viscère, et dans les glandes du larynx et les autres parties de la poitrine; ainsi déposée sur les muscles de la trachée artère, elle produit l'angine sur la pleure, sur les membranes des muscles et le rhumatisme (1).

(1) Si j'ai rapporté cette partie du docteur Turner, de son travail sur les maladies de la peau, c'est pour que les lecteurs puissent connaître la structure de notre peau; quel est son jeu et son travail pour notre composition et conservation. L'on dira : La peau est tout bonnement notre enveloppe. Cela est vrai; mais elle a bien de rôles à jouer, bien de fonctions à remplir, d'après ce que vous venez de lire, et c'est d'après son travail que j'ai pu raisonner sur les cors des pieds. J'ai pu dire comment ils sont produits par différentes causes, les uns d'une manière, et les autres d'une autre; j'ai pu, suivant la place qu'ils occupent, donner un nom différent à chacun. Ce n'est qu'après une telle étude qu'on peut trouver le remède qui convient à chaque espèce de cor; car ce qui

CHAPITRE II.

De la Chaussure et de quelques moyens à employer pour se soulager.

On doit se rappeler d'apporter la plus grande attention à tout ce qui peut gêner les pieds, soit nos bas par leurs coutures ou les souliers mal faits, puisque tous les accidens ne sont causés que par la gêne des chaussures.

C'est ce qui me fait entrer dans les détails sur la manière dont on devrait se chausser, parce que ceux qui seront assez soigneux pourront éviter les accidens qui en résultent.

Il faut, en général, porter des chaussures souples, des empeignes aisées sur les orteils, et légères pour ôter aux pieds toutes les fatigues possibles dans la marche ; il faut qu'elles soient étroites de cambrure pour contenir les pieds, surtout les bottes ; qu'elles saisissent bien le coude-pied à l'endroit représenté à la figure 1 de la troisième planche aux numéros 1, 2 et 3, en faisant le tour du petit coude-pied, et longues, sans être étroites, à

---

est bon pour ceux que je désigne au n.° 11, ne peut pas convenir à ceux qui sont sous le n.° 6, vu que les uns tirent leur source d'une cause, et les autres d'une autre toute opposée.

l'emplacement des doigts, afin que les orteils puissent exercer leurs jeux dans tous les mouvemens du corps, principalement en marchant.

Puisque celles qui ont le défaut d'être courtes sont la première cause des accidens qui nous arrivent aux pieds, cette attention doit avoir lieu, principalement dans la jeunesse. Dans notre bas âge, quand on commence à nous faire porter des souliers, il faut que les semelles soient aussi larges que les pieds, souples en été et fortes en hiver; les chaussures doivent être couvertes jusqu'au numéro 2 de la figure 1.re de la 3.me planche, éviter les hauts talons, parce qu'ils font éprouver une commotion continuelle dans la marche de vîtesse, et on sait que la jeunesse ne marche guère doucement.

Les personnes d'un certain âge qui ont les pieds sensibles, porteront leurs chaussures d'une moyenne force, les empeignes d'une peau douce, comme celle de daim, de castor, de chèvre et d'izard, etc.

Les dames qui ont abîmé leurs pieds dans leur jeunesse, la chaussure convenable sera faite de semelles légères d'une bonne qualité, pour qu'elles ne pompent pas l'humidité; les empeignes de telles peaux que celles des gants, doublées d'une peau blanche bien dolée, sans être collées ensemble, pour qu'elles conservent leur souplesse et élasticité, de telles chaussures ne feront jamais naître de maladies, et garantiront des souffrances déjà créées;

elles éviteront toutes chaussures qui n'ont pas d'élasticité ; celles qui sont d'étoffes doublées de toile, quoique légères en apparence, sont nuisibles aux pieds sensibles à cause des cors ou ognions qu'elles produisent, etc.

Nous recommandons cette chaussure aux dames qui ont gâté leurs pieds dans leur enfance, afin qu'elles les aient moins difformes dans leur vieillesse. Son utilité est d'éviter, au moyen d'une semelle large, les résistances et les frottemens qui arriveraient aux orteils en marchant, ce qui, à un certain âge, produit des douleurs très-aiguës. Une empeigne douce et légère leur procurerait la liberté de la circulation du sang dans toutes les phalanges.

Les personnes qui tiennent à des chaussures justes, doivent avoir l'attention de la commander exprès, suivant la saison où elles veulent les porter; les chaussures d'été doivent être plus grandes, excepté à ceux qui portent des chaussons, que celles d'hiver, 1.° parce que les chaleurs de l'été rendent le cuir sec et le rétrécissent, au point qu'un soulier qui, d'abord très-bien fait, finit, quelques jours après, à serrer dangereusement le pied ; 2.° parce que les chaleurs raréfient le sang qui se porte plus facilement aux pieds, qui se trouveraient gênés si la chaussure n'était un peu large.

Obéissant servilement à la mode, tout le monde

aujourd'hui porte la chaussure carrée, sans faire attention à la différence de la conformation des pieds. Malgré que les chaussures carrées soient moins préjudiciables que les pointues, elles ne conviennent pas cependant à tous les pieds. Chez les uns, l'orteil se trouve le plus long ; chez d'autres, c'est le doigt voisin. Ceux dont le gros orteil se trouve le plus long, ont tort de porter la chaussure carrée ; un soulier pointu ne les gênerait pas, et leur ferait un joli pied. La chaussure carrée, au contraire, convient très-bien à ceux dont le doigt voisin de l'orteil se trouve le plus long. C'est donc après avoir examiné, avec attention, la conformation de son pied, que l'on doit commander la chaussure que l'on doit porter. Si cette attention mérite d'être recommandée aux grandes personnes, à plus forte raison elle doit l'être dans l'enfance, parce que c'est surtout à cet âge tendre que les pieds se gâtent par le défaut de cette attention à la confection de la chaussure. Les enfans ne devraient porter que des chaussures douces et légères. Pendant qu'ils commencent à marcher à la lisière ; les empeignes doivent être faites en étoffes, et les semelles en peau de veau comme les tiges de botte ; il ne doit y avoir de fort que la partie qui embrasse le talon, et qu'on appelle *contre-fort*. Cette partie du soulier sert à contenir le pied des enfans sans trop le gêner. Une chaussure en cuir est très-nuisible aux enfans ; ils sont sujets à la mouiller à chaque instant ; elle se racornit en se séchant ; elle devient d'ailleurs insensiblement petite par l'accroissement journalier qu'ils prennent. Ils finissent par en être blessés ; la douleur qu'ils ressentent,et dont ils ne savent pas nous rendre compte, les fait pleurer ; ne pouvant nous adresser différemment leurs plaintes, dont nous ne savons nous-mêmes deviner la cause, nous usons du fouet pour les faire taire, ce qui les rend deux fois victimes innocentes de notre imprévoyance. Les chaussures d'étoffe, comme nous l'avons déjà dit, peuvent seules prévenir ces désagrémens et les souffrances des enfans. Ils auraient beau les mouiller, elles ne se racorniraient pas en se séchant, ce qui donne même l'avantage de pouvoir les laver sans inconvénient. Ces chaussures font d'ailleurs autant d'usage que celles en cuir, parce qu'à cet âge les enfans usent très-peu de souliers. Voilà pour la chaussure d'été des enfans ; en hiver, on devra les chausser comme à Paris, en brodequins de laine, tricotés.

C'est aux pères et mères, jaloux de leur progéniture, que nous recommandons ces soins ; qu'ils ne s'en rapportent pas aux *nourrices*, aux *bonnes ;* qu'ils visitent souvent la chaussure de leurs enfans et leurs pieds, pour s'assurer par eux-mêmes qu'ils ne souffrent pas ; il faut les leur tenir avec propreté, principalement entre les orteils et les doigts, afin d'éviter la formation des corrodes et des lentilles. Avec de pareils soins, ils auront la satisfaction de voir leurs enfans ayant leurs pieds bien conformés, et exempts des infirmités qui accablent ceux dont les parens ont négligé ces soins salutaires.

Lorsque les enfans sont devenus plus grands, et qu'ils sont devenus écoliers, alors, à cause des jeux pénibles auxquels ils se livrent pendant les heures de la récréation et de la promenade, et qui servent à leur donner de la force et de la vigueur, leur chaussure doit avoir une forte semelle ; mais l'empeigne doit en être souple et le soulier couvert : par ce moyen, le pied se trouve mieux contenu, et ne souffre jamais autant. Défendez toujours les chaussures à haut talon ; elles équivalent toujours aux chaussures courtes.

Il faut aux enfans jeunes un cordonnier doux, complaisant, et cela jusqu'à l'âge de dix à douze ans ; après cet âge, ils sont dans le cas de pouvoir dire franchement ce qui les gêne, et d'y remédier.

Ce n'est pas tout : tous les cordonniers font des souliers ; mais il y en a très-peu qui les fassent de manière que la pratique soit à son aise en marchant, malgré les recommandations qu'elle leur fait. Ils cherchent à bien faire un soulier ; dès qu'ils y sont parvenus, ils veulent qu'il soit le modèle à suivre pour toutes les maisons qu'ils servent. Nous en avons vu à Paris qui, après avoir bien écouté, et même senti la manière dont une personne voulait être chaussée, refusaient de la servir, sous prétexte que de tels souliers déshonoreraient leurs boutiques. Il est vrai qu'un grand nombre de leurs pratiques, au risque de souffrir, préféraient une jolie forme de souliers, à l'aisance bien préférable quand on veut vivre sans douleurs.

Toute personne qui veut ne pas souffrir dans sa chaussure, doit faire le sacrifice d'une jolie forme, si elle ne veut en être gênée; elle doit en faire faire une convenable à son pied, et la retirer chaque fois de chez son cordonnier.

Il faut qu'elle fasse choix d'un cordonnier intelligent et doué de complaisance. Un tel cordonnier vous chaussera de manière à vous préserver de toute douleur, en employant la forme qui conviendra, et en faisant choix de peaux conformes à vos besoins.

Nous avions un cordonnier qui faisait la chaussure selon les besoins; la mort nous l'a enlevé.

Nous avons fait choix maintenant de deux autres, l'un pour homme, et l'autre pour femme. Le premier, nommé Martiry-Labatut, est logé rue des Tourneurs, n.º 36, et le second, le sieur Goudau, rue Pharaon, n.º 23. Ils ont l'un et l'autre tellement profité de nos observations sur les difficultés de la chaussure, qu'ils méritent à tous égards la confiance. Ils connaissent parfaitement l'inconvénient d'une chaussure qui ne serait faite suivant le pied fatigué ou gâté qui doit la porter ; aussi n'oublient-ils jamais d'y apporter tous les soins qu'elle exige. Nous pourrions en citer une foule d'autres qui seraient capables d'opérer aussi bien ; mais il faudrait qu'ils voulussent s'en donner la peine.

CHAPITRE III.

Manière de se faire prendre mesure pour être chaussé convenablement, avec les observations qui doivent être faites.

D'ABORD les empeignes doivent être très-souples et sans couture en dedans ; que les formes à employer ne soient pas vieilles, parce que lorsqu'elles sont usées, elles ne sont pas unies partout, à cause des clous qui y ont été plantés, particulièrement à la semelle, où l'on se sert de gros clous appelés à talon. Plantés dans les formes détériorées, chaque trou qu'ils y font fait une éminence à la semelle intérieure, et chaque éminence qui s'y trouve produit un cor ou durillon au pied qui est destiné à cette chaussure. Il est évident que tel doit en être le résultat, puisque les pieds, portant tout le poids du corps, sont forcés d'appuyer fortement sur les bosses qui se trouvent dans la chaussure faite sur des formes usées.

Les chevilles des cambrures produisent les mêmes effets, à moins qu'elles ne soient bien coupées dans le cuir ; avant de joindre les empeignes, on doit amincir les morceaux de manière à les rendre d'égale épaisseur. Il faut éviter avec soin les alettes et toute sorte de morceaux de peau rapportés en dedans, pour en affranchir les coutures, parce que toujours ces alettes portent sur les cors ou ognons, et finissent par les produire.

Il convient de doubler de partout les souliers avec une peau douce, et bien dolée et sans colle, surtout aux empeignes. On peut mettre très-minces les dessus des chaussures et les semelles fortes ; de là, nul inconvénient pour les pieds ni pour les chaussures, pourvu que les semelles soient d'une largeur convenable, surtout en dehors, et en face de l'articulation de la dernière phalange du petit orteil, n.os 5 et 3.

Pour s'assurer que l'on vous prend mesure comme il convient, soit que vous veuillez la prendre vous-même, il faut que vous soyez debout sur un pied, appuyé d'une main, et l'autre pied en l'air, comme le représente la planche 1, figure 1, le genou perpendiculairement en ligne droite avec l'orteil. Cette position est exigée, afin que le pied qui est à terre soit dans toute son extension comme lorsqu'on marche. Il doit être posé sur une feuille de papier, afin que l'on puisse crayonner à l'entour, et en prendre ainsi la dimension tant en longueur que largeur. On emploie à cet effet une mesure numérotée que l'on passe autour de l'articulation du métastase, n.° 1, en allant à celle du petit orteil, n.° 5, en faisant aussi le tour du pied qu'il faut serrer un peu, et marquer le n.° de la mesure; dans cette position, on en fait de même sur le coude-pied. On peut serrer les pieds depuis le n.° 2 jusqu'au n.° 3, afin qu'ils soient bien pris par la chaussure.

Il est nécessaire que les formes soient plus longues que le pied, afin que cet avantage en longueur empêche, lorsqu'on marche, que les orteils ne heurtent contre l'empeigne de l'extrémité du soulier, ce qui dérangerait les ongles, et produirait de cruelles douleurs.

On peut bien, si l'on veut, faire donner une tournure agréable à toutes sortes de chaussures, et même suivre la mode, mais jamais au point de gêner le pied, à cause des souffrances auxquelles on s'exposerait.

CHAPITRE IV.

Manière de dresser les orteils et de les remettre dans leur état naturel lorsqu'ils sont dérangés, soit par les chaussures et autres accidens, pourvu qu'il n'y ait ni nerfs coupés, ni os cassés.

1.° Lorsque le gros orteil monte sur son voisin, on y remédiera au moyen d'un ruban de fil ou de soie qu'on attache au bout de l'orteil, puis au troisième doigt, en le faisant passer sous l'orteil voisin, afin de le tenir relevé.

2.º Si le gros orteil se met au contraire dessous son voisin, il faudra attacher le ruban, comme il est dit ci-dessus, et le faire passer sur le second et l'attacher au troisième; de cette manière, le second reste à sa position naturelle. Si c'est le troisième qui se dérange, on l'entrelace avec ses deux voisins avec le ruban. Si plusieurs doigts sortent de leur position à la fois, on les entrelace tous ensemble avec ce ruban, comme font les vanniers aux osiers dont ils font les paniers; de cette manière, pas de doute que les orteils ne se redressent pour reprendre leur position primitive et naturelle; mais, dans cette position, nous recommandons des chaussures amples, sans quoi on souffrirait beaucoup.

Les personnes qui désireront user de notre procédé infaillible, devront s'arranger les pieds, ainsi que nous venons de le dire, avant de prendre mesure, sans quoi nos observations seraient sans résultat.

C'est ainsi que chacun peut lui-même se remettre les pieds en bon état, quel que soit son âge, pourvu toutefois que ce dérangement des doigts soit récent. Le temps nécessaire à un enfant est de deux à quatre mois, selon le temps qu'il a été laissé dans une position difforme.

Nous recommandons l'exercice dans cette position, parce qu'il équivaut au procédé que nous indiquons ; car, dans cet appareil, la marche en est le meilleur remède ; la fatigue que l'on prendra en marchant, faisant agir tous les jeux des orteils, leur fera prendre leur position première en beaucoup moins de temps que si l'on restait dans l'inaction.

Si, enfin, le procédé que nous indiquons ne produisait pas les effets attendus, et qu'après en avoir usé, les orteils reprissent avec opiniâtreté leur fausse position, vous auriez des morceaux de baleine minces, que vous mettriez dessus et dessous les orteils dans toute la largeur du pied ; vous les attacheriez avec un fil fort et ciré, afin qu'il n'échappe pas, comme les tisserands attachent les peignes de leurs métiers. C'est un moyen infaillible pour les tenir en respect, et leur faire reprendre leur première position.

Pour user de ce moyen avec tout le fruit possible, il faut, quand on se chausse ainsi, poser le pied sur l'empeigne du soulier, et non dedans, autrement les baleines pourraient blesser. Si ce sont des enfans, il faudra les leur détacher de temps en temps, pour s'assurer que leurs orteils ou leurs pieds ne s'excorient point, et pour les leur approprier par quelque lotion ou quelque bain de pieds.

CHAPITRE V.

Des difformités des Pieds.

S'IL y a aux pieds plusieurs difformités causées par la nature, et auxquelles on ne peut remédier, il y en a aussi plusieurs autres qui arrivent par accident, et faute de soins apportés à la chaussure. Les personnes riches la portent étroite et courte; le peuple la porte grossièrement faite et d'un cuir trop dur, surtout pour les empeignes; aussi en résulte-t-il presque toujours des maux que le défaut de soin peut encore aggraver.

Combien ne pourrait-on pas citer des personnes qui se trouvent privées de tout exercice, à cause du mauvais état de leurs pieds! combien qui sont obligées de rester comme des cul-de-jatte dans leurs appartemens! La plus petite variation dans l'atmosphère les leur rend si sensibles, qu'elles sont forcées de se refuser les plaisirs de la promenade, privation si nuisible à la santé et à toutes les facultés du corps. Privés de l'usage de nos pieds, privés d'aller où bon nous semble, nous sommes dans la position si pénible, que nous sommes forcés de détester la vie.

Nous croyons donc rendre un grand service à l'humanité, non-seulement en nous livrant nous-même tout entier à l'art de soigner les pieds, mais encore en donnant un traité sur cet art, exercé jusqu'à présent par des empiriques. Nous ne doutons pas que, suivis avec exactitude, les conseils que nous y donnons, tous basés sur une expérience journalière, ne produisent les heureux résultats que nous en espérons en les écrivant. On y apprendra à reconnaître l'origine de cette sorte de maux, et le moyen infaillible d'y remédier. Notre méthode est du plus grand prix ; le public ne peut qu'y gagner beaucoup en la suivant, à cause des accidens auxquels elle remédie, et qui sont le résultat du peu de soin que l'on met à se faire faire la chaussure commode pour la marche et les promenades.

Les soins des pieds dont nous nous occupons avec succès depuis plusieurs années, nous ont obtenu la confiance de la bonne société dans les deux sexes dont nous avons l'honneur d'être le pédicure ; toutes les autres classes de la société nous l'accorderont aussi ; nous l'espérons du moins.

On peut prévenir et même guérir tous les maux qui surviennent aux pieds, tels que les mauvais ongles, la mauvaise conformation des doigts ; mais pour cela, il faut agir méthodiquement et avec connaissance de cause. Les premiers doivent être attribués à la fatigue des pieds, mal chaussés, et les seconds, au peu de soin qu'on en prend.

Les paysans, les soldats, obligés de beaucoup marcher, souvent avec une chaussure très-grossière, ont la peau de leurs pieds tellement endurcie, qu'ils ne sentent d'autre douleur que celle des échauffemens causés par des sueurs âcres et corrosives, toujours par défaut de soin ; car, avec des soins, ils pourraient s'en préserver.

Il faut distinguer les pieds des personnes qui font peu d'exerçice, et qui s'estropient par vanité, d'avec ceux qui sont obligés de fatiguer et de marcher beaucoup.

Le cor est un calus ou durillon qui se forme aux doigts des pieds.

Un calus est un nœud formé par la réunion des parties d'un os rompu, ou une dureté indolente formée sur la peau à l'occasion de rudes travaux. (Dictionnaire de Médecine et de Chirurgie de Capuron.)

Les cors viennent d'une trop grande compression de la peau, qui, en conséquence, se durcit et forme un nœud.

Pour guérir les cors, on commence à les ramollir avec *l'emplastrum de Ranis cum mercurio*, ou avec celui de *Mynsicht-Galbanecrocat* et du sel ammoniac, et ensuite on les arrache. Un morceau de bœuf cru appliqué en forme d'emplâtre, et renouvelé souvent, est aussi très-bon et très-propre à les dissiper en peu de temps.

On estime beaucoup aussi l'emplâtre suivant :

On prend de la poix navale . . . . . 1 once.
Du galbanum dissous dans le vinaigre. 1/2 once.
Du sel ammoniac. . . . . 1 scrupule.
Du grand diachilum . . . . 1 dragme.
Le tout mêlé selon les règles de l'art.

L'emplâtre de gomme ammoniac est aussi fort utile ; il en est de même des sucs du souci et du pourprier ; ce dernier surtout est si efficace, selon Rivière, qu'il détruit les cors et les verrues dans sept ou huit jours, en les en frottant deux fois par jour, ou en écrasant les feuilles qu'on applique ensuite sur les excroissances en forme de cataplasme.

Avant d'employer les emplâtres, de quelque espèce qu'ils soient, il est à propos de bien ramollir le cor, en baignant les pieds deux ou trois heures avant de se coucher, les couper ensuite doucement à plat avec un coupe-cor bien tranchant, prenant garde d'aller jusqu'au vif.

Il faut user de beaucoup de circonspection, en employant les remèdes corrosifs distribués par quelques charlatans. Nous en avous vu des effets tragiques, par l'impression que ces compositions ont faite sur les tendons, qui sont ordinairement le siége des cors, et qui les font naître.

CHAPITRE VI.

De l'Art de se soigner les Pieds soi-même ; introduction de Laforest (1).

C'est à M. Laforest (2) que nous devons nos

(1) Sa troisième édition de l'Art de soigner les Pieds.

(2) Le public et lui sont redevables à feu M. Rousselot, pédicure à la cour de France, des premiers élémens qu'il fit imprimer en 1768, ouvrage intitulé : *Nouvelles observations sur le traitement des Cors ;* il en fit imprimer, en 1769, un autre, connu sous le titre de Toilette des Pieds, ou Traité de la guérison des cors, verrues et autres maladies de la peau. En vain, avant lui, Duval, Pousse, Milton et quelques autres, avaient donné des spécifiques pour les cors, et avaient acquis une certaine confiance ; mais à peine ces praticiens étaient-ils connus, quoique ces deux ouvrages ne continssent pas tous les détails nécessaires sur cet objet, qu'ils firent aussi connaître qu'il était possible d'obtenir des soulagemens qui, par la suite, pourraient procurer la guérison radicale des cors et des autres incommodités qui surviennent aux pieds, ou au moins une cure palliative.

L'ouvrage, imprimé en 1762, ne contenait que des détails peu satisfaisans ; mais celui que M. Rousselot publia en 1769, faisait le détail de ce dont le premier ne donnait que l'idée : aussi fut-il enlevé dès qu'il parut. Le projet de l'auteur était de faire une nouvelle édition de ce Traité, si bien accueilli du public.

premières connaissances sur l'art de soigner les pieds ; nous avons suivi les principes qu'il a dé-

---

Mais il mourut trop tôt pour l'exécution. M. Laforest, devenu son successeur pour le service de la cour, et ayant traité avec sa veuve pour lui laisser, sa vie durant, le moyen d'élever sa famille, il demeura possesseur de ses manuscrits, notes et observations ; il forma alors le projet de faire imprimer ce qu'une pratique constante du soin des pieds, et les remarques de son prédécesseur, lui avaient appris, pour les communiquer au public dans l'ouvrage qu'il lui présenta.

Une chose cependant l'arrêtait dans l'exécutien de ce projet, le défaut de qualité en public.

Monsieur, frère du Roi, l'honora d'un brevet de chirurgien-pédicure attaché au service de sa personne, en date du 5 Juillet 1778, et le 1.er Avril 1780, monseigneur le comte d'Artois l'honora du même titre.

L'obstacle levé, il mit la dernière main à cet ouvrage ; s'il n'eut pas le mérite de la diction, il eut certainement celui de l'observation la plus scrupuleuse et de la plus exacte vérité. Au mois d'Octobre 1780, le Roi l'honora de sa confiance, et Sa Majesté, content de ses services, lui accorda le titre de son chirurgien-pédicure, par brevet du 3 Juillet 1783. Ce nouvel emploi auprès de Sa Majesté ne fit qu'augmenter le désir qu'il avait de se rendre utile au public.

1.° Il ne faut pas confondre le soin des pieds avec les spécifiques propres à la guérison des corps. La toilette et l'entretien des pieds consistent simplement à se les faire soigner méthodiquement, et de manière à prévenir ou détruire tous les accidens qui les affectent, ce qui ne tient en rien au charlatanisme.

taillés dans son ouvrage ; nous avons encore mis à contribution ceux de beaucoup d'autres auteurs

---

2.° Comme c'est une des premières jouissances de la vie que de pouvoir se transporter librement où la volonté conduit, si l'on sent de la douleur aux pieds, l'on néglige de marcher, et la santé par contre-coup en reçoit un dommage réel.

La méthode de soigner les pieds ne peut que s'accréditer de jour en jour, puisque son but est de maintenir les pieds dans une aisance et une liberté continuelles, et que l'on doit regarder comme le plus grand des accidens qui puissent leur arriver, celui d'être privé de quelques mouvemens aux articulations.

Deux causes contribuent aux accidens qui affectent les pieds, la marche forcée et les chaussures ; une troisième que l'on pourrait y joindre, c'est le peu d'attention que l'on a porté à les soigner.

On doit cependant rapporter le tout à la chaussure ; car, en supposant la plus grande fatigue des pieds, malgré leur délicatesse, la supporterait, et s'endurcirait si l'on n'en portait pas.

Les chaussures, en effet, exposent à des frottemens continuels, qui donnent lieu à des cors, des durillons et des ognons ; elles gênent les ongles dans leur accroissement ; elles concentrent la transpiration naturelle, et la changent souvent en une sueur âcre et corrosive ; la peau s'excorie : de là résultent divers accidens, qui, faute de soins, donnent naissance à une infinité d'autres beaucoup plus fâcheux.

Le rapport et la connexité des différentes parties qui composent les pieds, devraient bien engager à lui conserver la qui ont écrit sur cette matière. Les observations importantes que nous avons été à même de faire

---

liberté dans tous ses mouvemens, qui sont déjà gênés par la chaussure, singulièrement par celles trop courtes; cependant c'est la chose à laquelle on pense le moins.

Obligé par état de chercher la cause de ces accidens, il a examiné de près le travail que font les doigts ou orteils dans la marche, et il a remarqué que ces mêmes orteils étaient non-seulement toujours en action pour maintenir l'équilibre et le poids du corps, mais encore qu'ils servent infiniment au mouvement de progression, ce qui souvent occasionne des douleurs momentanées qui arrivent dans ces parties.

Nous apportons tous, en naissant, une manière de marcher qui nous est donnée par la nature, et qui tient beaucoup à notre constitution première; un rien peut déranger cette marche. Ce dérangement cause des douleurs auxquelles on ne fait d'abord point d'attention; l'on soulage la partie douloureuse : en fatigant le côté opposé, l'on perd insensiblement sa marche; et comme il y a beaucoup d'articulations, il en reste d'immobiles. La liqueur sinoviale s'épaissit et se durcit au point de souder exactement deux os dans l'articulation; l'on marche alors comme si l'on avait des pieds postiches : c'est bien, je le répète, le plus grand des accidens, parce qu'il est incurable.

J'ai vu plusieurs personnes à qui il aurait été absolument impossible d'écarter un de leurs orteils, pour s'être mises dans le cas dont je viens de parler, ou pour les avoir forcés dans des chaussures trop courtes ou trop étroites; les orteils n'étaient plus rangés comme ils doivent l'être naturellement, ce qui occasionait des durillons fâcheux au talon et à la plante des pieds.

comme cordonnier, jointes à notre longue expérience comme pédicure, nous ont fait reconnaître

---

Les cors, qu'il ne faut pas confondre avec plusieurs excroissances cutanées, occupent toutes les parties du pied, mais principalement la tête des os qui entrent dans sa composition, les jointures des phalanges dans leurs parties latérales, à leurs extrémités ou la plante du pied ; ils sont très-douloureux lorsqu'ils ont acquis une certaine grosseur, et qu'ils sont forcés, ou dans les changemens de temps ; ils sont tous d'une même nature, formés pour la même cause ; mais plus ou moins compliqués ; leur guérison n'est pas impossible, mais il est imprudent de l'assurer.

Les verrues sont ordinairement placées à la plante du pied ; elles sont très-douloureuses dans cette partie, parce que tout le poids du corps porte dessus ; mais il s'en trouve peu ; leur siége le plus ordinaire est aux mains ; elles en occupent indistinctement toutes les parties ; elles proviennent d'une humeur lente et crasse, durcie dans les pores de la peau. Leur nature est absolument différente de celle des cors, en ce qu'elles jettent leurs racines en dehors, au lieu que les cors ont les leurs en dedans. Il y a beaucoup plus d'erreurs populaires sur leurs traitemens, que des moyens certains pour les guérir. Cependant je puis assurer leur guérison avec les caustiques ; mais cela demande des soins et la présence d'un praticien instruit.

Le durillon, en général, est une suite de divers frottemens qui macèrent et détachent l'épiderme, ou sur peau ; comme elle se régénère avec beaucoup de facilité, il s'en détache une grande quantité, qui, se réunissant, forme une espèce de carton.

les nombreuses erreurs dans lesquelles on était tombé en soignant les pieds. Beaucoup d'individus

---

Le durillon se détruit, en détruisant la cause qui y a donné lieu; le moyen de lui procurer une guérison palliative, est de le diminuer avec un instrument commode.

Les ognons ont leur siége sur la tête de l'un des os du métastase, et a son articulation avec le pouce; ils sont souvent la suite de la dépression des lames osseuses de la tête de cet os, causée par une chaussure trop courte, et celles à haut talon équivalent à celles dites, en jetant toujours les pieds en devant, et comprimant l'articulation de cet orteil.

La pression des ognons contre la chaussure arrête la circulation, et cause la stagnation des liqueurs; elles entrent alors en fermentatian; souvent elles s'abcèdent avec douleur : il ne faut pas, en ce cas, s'efforcer de marcher. J'indiquerai ci-après les moyens de les soulager ou de les guérir.

Les maux qui surviennent aux ongles sont de deux espèces; ils proviennent d'un vice de première conformation ou d'accidens inattendus, comme lorsqu'il tombe dessus quelque corps pesant, ou qu'ils éprouvent un choc violent. Je détaillerai cet objet à son article; je dirai seulement ici qu'à l'égard des accidens qui leur arrivent, il faut, le plutôt possible, y remédier, si l'on veut éviter les mauvaises conformations.

Il est une espèce d'incommodité qui souvent affecte les pieds, et qu'on nomme angelures ou mules, suivant l'endroit auquel elles s'attachent. Cette incommodité a pour principe la stagnation du sang causée par le resserrement des vaisseaux capillaires de la peau, ce qui n'est occasioné que par la rigueur du froid. Les humeurs ainsi fixées déchirent et ulcèrent les parties, et leur séjour les rendant plus âcres, occasionne la douleur qu'on y éprouve.

qui s'en sont occupés, n'ont presque vu que des cors, tandis que souvent ces maladies sont d'une toute autre nature. Les maladies des pieds les plus nombreuses, sont des durillons qui changent d'espèces selon l'endroit où ils se sont formés ou placés et qui souvent se guérissent sans autre remède que d'écarter la cause qui les a produits.

Quant aux véritables cors, nous les avons déjà

La transpiration naturelle, interceptée par les chaussures, ne demande que des soins; la sueur perd les pieds, la peau s'excorie, se brûle, blanchit, et devient très-douloureuse. On trouvera ci-apres les moyens de parer à cet inconvénient.

Il n'est point de petits maux aux pieds, parce qu'ils donnent naissance à une infinité d'autres beaucoup plus fâcheux, comme je viens de le dire; mais c'est particulièrement dans la jeunesse que l'on doit y faire attention, parce que, dans ce temps, il est toujours possible de remédier aux accidens.

Ce sont ces considérations qui me font hasarder d'écrire sur une partie qu'il faut tirer de l'avilissement; mon désintéressement sera bien prouvé, quand le public connaîtra, par les détails exacts de ma manière d'opérer et de soigner les pieds, que je n'ai d'autres vues que de lui être utile; je suis même persuadé que mon exemple encouragera nombre de praticiens en cette partie, à tâcher de mériter sa confiance, et j'aurai alors le bonheur d'avoir contribué à délivrer ou préserver l'humanité des maux qui, légers en apparence, vont souvent jusqu'à conduire au tombeau, ce qui n'est pas sans exemple.

fait connaître en leur chapitre, et par les n.os que nous leur avons assignés ; et afin qu'on puisse les reconnaître aisément, nous avons dit un mot sur leur cause naturelle. Nous avons remarqué des causes qui nous ont démontré que les cors ne sont pas toujours ce qu'ont pensé les divers auteurs, qui ont cru devoir laisser sur cette matière leurs observations à la postérité pour le bien et le soulagement de l'humanité souffrante.

D'après nos examens et recherches approfondis de cette partie, nous croyons pouvoir dire, avec connaissance de cause, que les véritables cors sont les espèces de petits ulcères qu'une petite ampoule ou bouton fait naître sous la peau, d'où ils n'ont pas la force de jeter leur excrétion au dehors, qui s'est séchée sous la cuticule, qui conserve son aigreur, et sert comme de levain à la fermentation périodique du peu d'humeur qui y reste fixée.

Cette conviction nous vient de ce que, en coupant ou en stirpant les cors, on trouve sous le calus, au fond de leur racine, une petite poche comme une ampoule vide ; mais ce qui couvre ce vide est sec, et leur couleur brune et diaphane, ce qui annonce que cela avait été une matière visqueuse ou purulente ; ce qui nous confirme cette idée, c'est que très-souvent nous en trouvons qui sont en effet tout pleins d'une matière liquide et glutineuse, et quelquefois d'un sang corrompu tout prêt à fermenter.

Ce qui prouve que cette fermentation a lieu sous le calus, c'est la matière corrosive qui s'y trouve contenue, et qui travaille à se procurer une issue ; ne pouvant y réussir, elle se dessèche dans sa cavité ; c'est ce qui se reproduit périodiquement, et forme comme une espèce de carton par ses couches reproduites de cette matière formant le calus.

C'est pour cela aussi que nous avons dit que ce sont de petites plaies dont la peau est usée par le frottement des chaussures, et que les liqueurs qui servent à l'entretien de la peau sont glutineuses. Elles se trouvent écrasées par les parties voisines, séchées par l'air, lissées par le frottement des empeignes qui en bouchent les pores tout autour de cette source, ce qui forme l'étendue du cor : c'est pourquoi nous disons qu'on doit traiter les cors comme des plaies qui, le plus souvent, sont fistuleuses ou caverneuses ; c'est de là que viennent les difficultés d'en obtenir la guérison, et après les avoir coupés, les tenir enveloppés pour éviter les frottemens. L'usage de la pierre infernale est très-salutaire, mais lorsqu'il n'y a pas d'inflammation.

CHAPITRE VII.

Des Cors.

ARTICLE PREMIER.

Définition des Cors.

Les cors ont pris différentes dénominations suivant les différens auteurs. Avicenne les définit : *Une excroissance à peu près de la nature des ongles, laquelle va près des jointures et vers les extrémités des doigts des pieds. Il les nomme cornes des pieds.* Cette définition ne paraît pas conforme à la nature des cors, malgré qu'ils aient quelques rapports à cela.

Tous les vrais cors sont, en effet, situés sur les jointures des phalanges, ou à l'extrémité des doigts; mais s'ils ressemblent à de la corne, ce n'est que chez ces personnes avancées en âge, parce que les liqueurs sont dans un plus grand degré d'atténuation, et que la nature se dégorge en abondance; ils sont, en cet état ; comme un trochique piramidal.

Les Latins ont appelé les cors, *verrues blanches* ou clous des pieds, par la ressemblance qu'ils ont avec la tête du clou. Quelques-uns les ont nommés *œils* de pie ou de coq, à cause d'une tache noire que l'on aperçoit au centre, et que l'on dirait être la prunelle d'un œil (1).

La tache noire que l'on aperçoit au centre des corps, n'est formée que par la rupture ou engorgement de quelques petits vaisseaux capillaires de la peau, qui se trouvent liés avec le cal des cors. Tous n'ont pas cette tache noire; mais qu'elle soit noire ou d'une autre couleur, ceux où elle paraît sont ordinairement très-douloureux et toujours les plus dangereux, parce que cette tache n'est autre chose que de petits abcès, dont le pus s'est séché sous le calus lissé par le froitement des chaussures; et ils se reproduisent périodiquement les uns sous les autres, jusqu'à ce que, ayant engorgé les fébriles de la peau les plus dilatées et remplies comme un tube, y forme ce que le vulgaire dit racines; d'où nous sortons la preuve que ce sont des sources.

Et cela est assuré par toutes les observations. — Mais comment se fait cette callosité? Le voici. L'on croit que la peau est plus épaisse à l'endroit où est le cal, qu'on appelle cor; et c'est le contraire, parce que la peau est tellement détériorée à cet endroit, qu'elle est usée au point que tous les petits filamens qui viennent des

---

(1) C'est une lentille placée au n.° 10, figure 1, 3.e planche; elle se place sans distinction entre tous les orteils, par leur frottement continuel.

chairs ou de l'aponévrose pour porter la substance nécessaire à l'entretien de la peau, laissent échapper la mucosité qui vient du sang, pour former les dermes et épidermes, ce qui, ensemble, fait le cuir, cette substance s'échappant avec plus de facilité à la place où la peau est, usée qu'elle s'y porte avec impétuosité, et sort comme par un filtre dans cette partie. Cette limphe que nous avons nommée, est une matière gluante que le moindre contact de l'air épaissit de suite qu'il la touche, parce que quand elle sort des tubes de la peau, elle est chaude, et l'air, en la refroidissant, l'épaissit comme il le fait à une gelée au sucre.

Je tire cette conséquence de la colle-forte, que l'on sait n'être autre chose que des peaux et des nerfs fondus ensemble et mis en gelée, laquelle, par le contact de l'air, devient aussi dure que de la corne, et même plus. Je dis que tous les vrais cors sont composés comme elle; j'en vois la preuve dans presque tous ceux que j'extirpe.

Je me suis amusé à couper des morceaux de colle, et les confronter avec des morceaux de cor décomposés; je n'y ai trouvé aucune différence, excepté la couleur; j'ai observé plusieurs autres choses, mais rien ne s'y conforme.

Puisque les cors sont d'une matière glutineuse et durcie, comment peut-elle nous occasioner des douleurs si atroces?

C'est que, lorsqu'elle sort des pores de la peau,

les empeignes la saisissent par la pression qu'elles lui font éprouver et subir entre elles, et les chairs qui l'écrasent; alors la partie qui est sous la peau est arrêtée par celle qui est dessus, lissée par les frottemens continuels, ce qui fait boucher tous les fibres de la peau par où lui arrive sa nourriture ; alors cette matière, qui vient par-dessous, ne peut qu'augmenter le volume de celle qui est entre la chair, et celle lissée qui est par-dessus, et conséquemment ne peuvent pas sortir par l'empêchement des petites couches lissées par-dessus, ce qui forme une espèce de carton; et plus les parties sont pressées, plus les tubes des filamens du cuir se remplissent par-dessous en reculant dans la chair, de manière que les tubes se dilatent tellement en se remplissant, qu'ils deviennent gros et roides, ce qui fait la racine du cor.

Et comme l'on voit par cette description que se sont plutôt des sources que des racines, je suppose que ce soit l'un et l'autre; chez les jeunes gens se sont des racines, puisque à force de les couper, elles périssent; et chez les personnes avancées en âge ce sont des sources, puisqu'elles sont intarissables. L'on aurait aussitôt arraché un puits de la terre, comme un vrai cor dans un pied par des opérations chirurgicales ; il faut les combler par des soins assidus, comme on fait des plaies, et en éviter la contagion ; car les cors ne sont rien par eux-mêmes ; les couper à leur apparition avec un peu de soin, ils se guérissent facilement.

Plusieurs auteurs, dans leurs traités sur l'art de guérir, ont dit un mot sur cette partie. Celse (1), traitant des maladies de la peau, distingue les cors qui abondent moins en sang que les autres excroissances de la peau.

Bernard Valentin (2) fait mention dans sa grande chirurgie, des exemples des malheurs arrivés par la section imprudente des cors.

Col-de-Villars (3), dans son Cours de Chirurgie, et nombre d'autres, traitent des cors des pieds ; mais après avoir parcouru tous ces auteurs, on a le désagrément de les voir presque tous se copier, sans entrer dans aucun détail satisfaisant sur cette partie.

En général, on pourrait définir les cors des tubercules ou excroissances cutanées, qui approchent de la nature des durillons, et non pas des verrues, comme on le prétend.

Wisemenn (4) pense qu'il y a une grande difrence entre le cor et la verrue, en ce que celle-ci pousse la peau en dehors, et que l'autre, com-

---

(1) Lib. 5, cap. 28, n.° 14.

(2) Sect. 4, 9, 3.

(3) Lib. 7.

(4) Chirurg., lib. 1, cap. 20.

mençant à la cuticule, jette ses racines en dedans.

La pratique m'a confirmé cette vérité ; l'on peut même ajouter qu'il y a encore une très-grande différence entre les cors et les durillons, en ce que ceux-ci n'occupent que la superficie de la peau, et que jamais ils ne pénètrent plus avant, tandis que les cors et les verrues ont leur siége dans la partie la plus intérieure nommée le cuir.

Il se trouve fort souvent sous la plante des pieds, des durillons très-douloureux qui sont de la nature des cors. J'en traiterai à leur chapitre, aimant mieux me répéter, que de priver de soulagement ou de guérison ceux qui en sont incommodés. Cet objet est d'autant plus important, que les pieds supportent tout le poids du corps en marchant.

Toutes les maladies des pieds peuvent se prévenir, et même se guérir, principalement par les chaussures de toute espèce. L'on peut voir la manière de se chausser à son article.

Je détaillerais la manière de les guérir radicalement, mais il n'y a que soi-même qui peut en entreprendre la cure et la réussir ; car vouloir les guérir promptement lorsqu'ils sont constitués d'ancienne date, c'est impossible. Il faut le temps pour que la peau puisse se renouveler : en évitant la contagion de la chaussure, c'est le seul remède efficace dans cette entreprise. D'après la description de la peau et la nature des cors, presque tout le monde a des cors ou autres maladies aux pieds.

Par négligence ou inconséquence, d'autres manquent de moyens de connaissance, et c'est ici le nœud gordien ; car si l'on connaissait les inconvéniens des infirmités des pieds, on ferait toutes sortes de sacrifices pour s'en garantir dans la jeunesse, pour être dispos dans la vieillesse ; alors on dit : Il n'est pas de petits maux aux pieds ; quand les fondemens manquent, tout l'édifice est en danger.

ARTICLE II.

De la nature des Cors.

Les cors naissent d'une humeur visqueuse durcie dans les pores de la peau, par une pression constante et trop forte, causée par les chaussures ; cela fait former une substance calleuse. Ces excroisances sont produites par les sucs nourriciers destinés à sa formation, arrêtés et durcis dans les pores qui lui sont destinés.

La formation des cors provient de la rupture ou engorgement de quelques filamens nerveux qui tiennent aux réseaux de la peau, et alors les sucs nourriciers qui se distillent continuellement de leurs extrémités, se coagulent sous l'épiderme, et forment, par leur épaissement, la substance des cors (1). Je conclus que la cause des cors et celle des durillons est la même ; c'est une pression ou un frottement qui leur donne lieu de la même manière.

Cependant à la différence que la même pression donne plus souvent des cors que des durillons, ce système est non-seulement vraisemblable, qu'il se rapporte à tout ce qu'on a pu examiner dans leur nature. J'ai bien vu et couper des cors ; mais je n'ai jamais trouvé un vrai cor qui ne fût sur une articulation des phalanges, ou à l'extrémité d'une d'elles, et c'est toujours là que se font les frottemens.

C'est toujours les chaussures qui nous gâtent les pieds ; si elles sont courtes, les doigts sont forcés de se mettre en arcade ; si elles sont étroites, les orteils se mettent l'un sur l'autre, et par cette position se fait un serrement de chacun d'eux contre les empeignes, particulièrement sur les jointures des phalanges sur leur tubérosité, ce qui fait une double pression qui cause le déchirement des parties dont je viens de parler ; par là, il est facile de voir que les chaussures à haut talon équivalent à des courtes. En découvrant légèrement la superficie d'un cor, on aper-

(1) Système de Platérus, 3.e titre de l'Exhubérance, page 393.

çoit des points dans leurs parties calleuses de différentes couleurs, que l'on appelle racines des cors : ce sont autant de déchiremens des fibriles du cuir, où la circulation de la limphe s'est arrêtée et durcie.

Je l'ai vue, après avoir fait ses efforts pour sortir de dessous le calus qui la retient, fermenter et se dissoudre en pus ou en eau claire renfermée dans une espèce de kiste qu'on trouve en découvrant la superficie et le dur des cors; ceux-là on les dit caverneux ou fistuleux; si l'on y trouve du sang vermeil ou corrompu, ils ont tendance à le devenir, ce qui arrive rarement, mais qui n'est pas sans exemple.

C'est de cette espèce de cors qu'on dit: Messieurs et mesdames sont morts des suites funestes d'avoir voulu se les couper eux-mêmes, et les avoir fait saigner. Ce sont des expressions offensives et bien épouvantables pour les personnes crédules ou pusillanimes, qui, plutôt que de se soulager, laissent, par une vaine crainte, empirer le mal au point dont il est question ci-dessus; ce qui n'arriverait pas si on les soignait à leur apparition, c'est-à-dire, les extirper; car enfin, si l'on devait mourir pour avoir fait saigner un cor en le coupant, que deviendraient tant de personnes à qui on fait des amputations d'un pied ou d'une jambe? Il est pourtant rare que la mort s'ensuive. Il y a une grande différence de faire saigner un cor et l'amputation d'une jambe.

Voici ce que dit un auteur : Il y a nombre de cors en dessous desquels se trouve une petite poche pleine d'un sang vermeil, qui, dans l'instant qu'il entre en fermentation, cause de grandes douleurs qu'on pourrait éviter, en lui donnant issue avant qu'il fermente.

Je trouve une différence entre vider une poche pleine de sang, avec une piqûre à un cor. Nous savons qu'une coupure fait du mal et est désagréable; mais qu'elle soit aux doigts des mains ou des pieds, elle n'est pas mortelle.

Ainsi, pour cette crainte, on ne doit pas négliger les soins des pieds.

Il y a plusieurs espèces de cors aux pieds, soit dessous ou dessus et entre les orteils; ceux-ci sont mous et les autres durs. Il en est un petit qui arrive particulièrement au petit doigt, et qui cause de cruelles douleurs. Je l'ai examiné de près ; j'ai vu qu'il se créait, comme les autres, de la rupture des filamens nerveux de la peau; mais que ces déchiremens s'étant faits dans un temps où les capsules des articulations ont été tuméfiées, il s'est fait une adhérence de la peau, avec ses capsules ligamenteuses, et cela est d'autant plus douloureux, qu'au moindre frottement la peau, faute de jouissance, s'en trouve vivement affectée.

Ordinairement ces cors abondent moins en

matière excrémenteuse à leur superficie; mais, au moyen de l'adhérence, les liqueurs étant les mêmes, il n'est pas étonnant qu'elles se pompent mutuellement. — Je ne dois oublier de dire que tous les vrais cors ne viennent pas seulement aux orteils; j'ai dit que les frottemens sur les parties osseuses ou la pression extérieure, causait les déchiremens qui donnent naissance aux cors; les plantes des pieds et ses parties latérales quelquefois en sont attaquées; alors ces cors sont environnés d'un fort durillon qui augmente leur volume, qui les fatigue beaucoup et les rend très-douloureux.

On donne souvent le nom de cors à de certaines excroissances qui viennent sous les ongles dans toutes leurs parties : nous traiterons de ces cors étrangers au chapitre des ongles; nous les détaillerons le mieux qu'il nous sera possible, parce que ces accidens sont fréquens et douloureux, et faciles à guérir; mais il faut être persévérant dans le traitement.

Je dis cela, parce qu'il est d'usage que de suite qu'on ne souffre plus, on abandonne le traitement en croyant être guéris : c'est une inconséquence, parce que la maladie revient, et au temps qu'on serait guéri, il faut recommencer le traitement comme la première fois : ce que je dis n'est que trop vrai.

Article III.

Des Douleurs occasionées par les Cors.

Il y a plusieurs causes qui contribuent aux douleurs occasionées par les cors; j'ai déjà fait voir que ceux qui avaient des adhérences aux membranes, étaient très-douloureux. Quant aux cors ordinaires, qui ont à leurs extrémités une forme calleuse, il se fait une filtration continuelle. La source étant au fond, il faut qu'elle fasse des efforts pour se faire un passage, et elle occasionne par là des tiraillemens affreux et insupportables, ce qui cause quelquefois une inflammation très-douloureuse, et quelquefois dangereuse, autrement les cors sont absolument insensibles en eux-mêmes. La douleur n'est occasionée que par l'intimité et l'adhérence qu'il a avec la peau.

La preuve en résulte de la quantité des morceaux de peau que l'on peut en emporter; mais l'on peut comparer la matière ou l'humeur excrémenteuse qui forme la substance des cors, à de la corde à boyau, laquelle se resserre dans la sécheresse, et se gonfle dans l'humidité; dans l'un et l'autre cas, elle cause de la douleur, et souvent de l'inflammation incommode et désagréable par sa démangeaison ou cuison, ce qui fait dire à tous ceux qui en sont incommodés, qu'ils ont aux pieds un almanach qui leur annonce le changement du temps.

Si l'on met souvent les pieds dans l'eau, et que l'on les y laisse long-temps, on expulse, par ce moyen, l'humide radical de la peau qui entretenait une certaine moiteur dans les parties calleuses des cors ou des durillons. Il en résulte que ces parties ne sont plus qu'un parchemin mouillé; tant qu'elles sont dans cet état, on obtient des soulagemens; mais lorsqu'elles viennent à se dessécher, elles entrent en contraction, et causent, par leur rétrécissement, des tiraillemens très-douloureux dans les parties vives et charnues auxquelles elles sont adhérentes les unes avec les autres.

Le cal considérable de certains cors, pressant les ramifications nerveuses des pieds, fait éprouver des douleurs cruelles aux premières chaleurs de l'été. Le sang étant alors plus raréfié, augmente les calibres des vaisseaux sanguins, et la sécheresse de cette saison fait rétrécir les chaussures; alors les pieds sont plus serrés qu'à l'ordinaire, et conséquemment les environs des cors douloureux; en hiver, les pieds sont humides et froids, et si on les approche du feu pour les réchauffer, cette sécheresse subite fait éprouver la même douleur sans que rien le touche, puisque la chaleur du lit produit souvent les mêmes effets. Les cors de la plante des pieds sont continuellement douloureux, parce que le poids du corps porte et pèse constamment dessus, chose qu'on ne peut éviter sans les précautions de la chaussure.

Un cor fait du mal, même étant au lit : cela paraît étonnant; il semble qu'il n'en devrait faire que lorsqu'il et pressé ; mais il faut remarquer que lorsqu'on entre au lit, peu à peu la chaleur et la moiteur augmentent. Le cor prend plus de volume, le sang se raréfie, les vaisseaux artériels se dilatent, le cal empêche la libre circulation du sang et toute cette augmentation, pressant sur la ramification nerveuse, cause des élancemens douloureux à chaque pulsation, ce qui paraît extraordinaire ; avant de parler des remèdes ou des moyens de guérison palliative ou radicale des cors, je crois devoir indiquer ceux de faire cesser et disparaître certaines excroissances cutanées, qu'il ne faut pas confondre avec les cors; c'est ce que je vais faire dans l'article suivant, pour mettre ceux qui en sont incommodés en état de les distinguer, et d'être en garde contre les charlatans, qui, ayant pu guérir quelqu'une de ces sortes d'excroissances, se flattent de guérir également toutes sortes de cors par un topique secret et infaillible, mot qui leur appartient.

ARTICLE IV.

De la Cure palliative des Cors.

La cure des cors se divise en palliative et en radicale ; souvent celle-ci est la suite de l'autre ; mais elle ne peut jamais se tenter que l'on n'ait mis la première en usage.

La cure palliative consiste à emporter ou extraire, autant qu'il est possible, le cal des cors avec un instrument tranchant ; car il est certain que les cors se reproduisent des racines du cal que l'on n'a pu extraire provenant des mêmes tubes. Plusieurs personnes sont dans l'usage de mettre leurs pieds dans l'eau une demi-heure avant de procéder à cette opération ; mais il est bien plus avantageux de les faire couper ou extraire à sec, lors toutefois que l'on confie ses pieds à un praticien prudent.

Le désagrément de mettre les pieds dans l'eau, est que l'on risque beaucoup plus à faire saigner les cors en le coupant, parce que quand la peau est imbue d'eau, le sang est plus en activité, et entre plus près de l'épiderme par les tubes des dermes, par conséquent arrive plus près des cors et durillons ; pour cela, on est obligé de laisser une partie de cal, afin d'en éviter la saignée.

Il y a des personnes pusillanimes qui s'effraient de voir saigner un cor en le coupant, ou après l'avoir coupé, malgré qu'il n'y a aucun danger à cela, comme le prétend le vulgaire, en disant : M. et M.me tel en sont morts ; c'est une erreur populaire.

Il faut observer que faire saigner par une superficie de la peau, est couper dans le doigt à une ligne de profondeur ; cela fait deux manières de saigner, et il n'y en a qu'une à craindre, sans pour cela être en danger de mort. Un peu de soin suffit pour en éviter les inconvéniens ; il faut mettre un morceau de papier mouillé avec de l'eau fraîche par-dessus, après avoir bien étanché le sang, et l'envelopper d'un linge fin pour en éviter la malpropreté.

Ces accidens arrivent ordinairement à ceux qui se soignent les pieds sans méthode ni connaissance de cause avec des instrumens incommodes, comme sont les rasoirs ; il faut avoir un coupe-cors qui ne serve qu'à cela, qui ait une petite lame, le taillant convexe, comme il est représenté à la 3.me planche, figure 4.

Celui qui opère doit découvrir petit à petit la superficie des cors ; cela lui fait apercevoir les différens couloirs de la matière excrémenteuse qui s'annonce par autant de points blancs ou noirs, que l'on nomme racines des cors. On les cerne au plus profond ; ce qui est d'autant plus facile, que ces parties n'étant pas ramollies par l'eau, paraissent fort distinctes.

Il ne faut employer presque aucune force pour

couper les cors, mais seulement l'adresse pour contenir l'instrument avec la main droite. De l'autre main, on emploie les doigts à tendre la peau, et tenir le pied à la portée convenable. De quelle manière qu'on se serve de l'instrument, cela ne fait rien à l'opération; l'artiste doit savoir s'en servir en tout sens, et toujours en relevant le tranchant pour qu'il ne s'engage pas trop avant dans le cal. Il faut bien se garder d'imiter les imposteurs, qu'ils enlèvent les cors tout d'une pièce, qu'ils prétendent vous le montrer avec ses racines; ces prétendues racines ne sont autre chose que les bouts des filamens ou tubes de la peau qui entretiennent le calus par leur substance excrémenteuse.

Si cependant la superficie du cor était si rude et sèche, qu'on ne peut l'emporter sans courir risque d'émousser le tranchant de l'instrument, ou causer des tiraillemens douloureux, il faudrait bien humecter la partie avec de l'eau tiède, ou d'autres liquides spiritueux.

Les cors qui, après avoir été découverts à leur superficie, ne laissent apercevoir aucun point, ne doivent pas être considérés comme cors, mais seulement comme durillons, et ne doivent point être coupés fort avant, autrement ils saigneraient. Il faut, quand on aperçoit au fond une couleur de chair assez naturelle, tondre les environs, et l'opération est faite.

S'il existe au-dessous du cal une espèce de kiste ou bourse remplie d'eau, il faut lui donner issue; et s'il y a du sang prêt à s'extravaser, de même ce qui s'aperçoit à une tache rouge et vermeille qui en occupe le centre, il faut enlever tout ce qui est cal, et ne laisser qu'une pélicule sur la poche où est le sang, qui se desséchera insensiblement.

Les cors durillons de la plante des pieds ont des racines très-profondes, parce qu'ils sont faits dans une peau épaisse, et souvent grossière. Il faut les extirper avec grande attention, dans la crainte d'intéresser l'aponévrose des tendons ; il n'y a que ce moyen : une ou deux opérations, si elles sont prises dans leur commencement, délivrent de cette incommodité.

Les emplâtres les amollissent et les rendent moins douloureux ; mais il est à craindre que les racines ne deviennent plus profondes, et qu'il soit impossible, par la suite, de les guérir si on les néglige.

Cette première opération finie, quand on la fait soi-même, on met ses pieds dans l'eau environ un quart-d'heure ; les adhérences à la partie calleuse que l'on vient d'extraire se gonflent. Il paraît où était le cal, une élévation blanche et spongieuse, que l'on emporte de nouveau. Au sortir de l'eau, c'est alors que l'on peut être assuré d'avoir obtenu une guérison palliative assez durable ; souvent même, par ce moyen, on détruit plusieurs cors.

Je vais à présent détailler les inconvéniens qui suivent la méthode de mettre ses pieds dans l'eau avant de faire couper ses cors, et indiquer les moyens de les soigner soi-même avec sûreté.

Mettre ses pieds dans l'eau, c'est donner lieu à un ramollissement de toutes les parties calleuses; c'est mettre le cal et les chairs qui l'avoisinent, dans un même état, de manière qu'il n'est plus possible à celui qui opère de distinguer ce qui est cal d'avec les chairs, et il a bien plus de peine à conduire l'instrument; il se contente alors de cerner les cors au plus profond, et de tondre les environs.

Mais quelqu'habileté, quelque connaissance que l'on ait de cette partie, il est impossible de ne pas laisser exister quelque portion calleuse, qui ne serait pas restée en suivant la méthode que j'ai précédemment indiquée.

Cependant cet usage ne doit pas être entièrement proscrit; car si l'on coupe ses cors soi-même, il est bon de mettre ses pieds dans l'eau une demi-heure avant. La raison de cette précaution est que l'on est toujours mal à son aise pour s'opérer, et que si malheureusement, en coupant un cor, l'instrument venait à s'engager dans le cal avant que l'on eût senti de la douleur, on pourrait avoir attaqué une partie nerveuse ou tendineuse, ouvert les membranes de l'articulation et séparer les ligamens, ce qui peut causer des ravages affreux, et même la mort.

Il ne faut pourtant pas croire qu'en coupant un cor, et le faisant saigner, il peut s'ensuivre la mort ; c'est une erreur. S'il arrive des accidens fâcheux, ils ne peuvent être que les suites de la négligence et du peu de soin que l'on apporte à ces coupures ; car souvent, en coupant un cor soi-même, l'instrument s'engage dans le cal jusqu'au vif. On retire l'instrument, et le cal venant à se rejoindre, enferme ou du sang qui s'extravase ou de la malpropreté, ce qui cause une suppuration dangereuse, particulièrement si le sang est attaqué de quelque vice, ou si les personnes sont fort âgées, et ont par conséquent les extrémités faibles et débiles.

Cette cure, que je nomme palliative, pourrait s'appeler préparatoire pour parvenir à la radicale; car il serait impossible d'espérer cette dernière, si l'on n'avait primitivement mis l'autre en usage. Les cors font ordinairement plus souffrir au printemps et l'été, que dans les autres saisons, et il y en a davantage qui s'abcèdent, et qui causent des douleurs atroces quand cela arrive.

Ceux qui prétendent qu'il ne faut jamais couper les cors, se trompent, ou ils ne prétendent point parler de toutes les espèces, en prétendant qu'ils reviennent plus vîte.

Il est vrai que j'en ai vu revenir de douloureux

bien promptement, surtout lorsqu'il y a variation dans l'atmosphère. Ces douleurs cessent quand le temps se raccommode ; j'en ai trouvé aussi gros qu'auparavant en quinze jours d'intervalle, non pas aussi durs de leur calus, et des lentilles en 5 jours.

Malgré ces raisons, il ne faudrait pas les couper trop souvent ; on les rendrait plus sensibles, au lieu de les détruire ; en rendant la peau trop mince, on en formerait une espèce de plaie sans suppuration ; les couper une fois tous les mois, est plus que suffisant pour les soins des cors ; mais s'ils étaient douloureux avant cette période de temps, il faudrait avoir recours à des sparadraps, ou à quelques emplâtres émolliens et astringens, pour les adoucir, plutôt qu'à l'instrument.

La raison en est toute simple ; le cal du cor ne peut être ni sec, ni bien dur en si peu de temps ; alors un emplâtre qu'on y applique a la force, par sa phlogisticité, de pénétrer dans les lames du calus, et de l'adoucir pour quelque temps, et dans cet espace, la peau reprend de la force et a moins de sensibilité.

Observation essentielle.

Quand les cors font de mal, l'on doit les couper, et non les chaussures, et quand ils le sont, et qu'on les a soignés d'un onguent ou emplâtre, alors on coupe l'empeigne du soulier en croix directement au-dessus du cor, pour procurer une liberté qui évite le dérangement de l'appareil ; de cette manière, l'on peut se guérir les cors radicalement avec du temps et de la patience ; le soin est le meilleur remède.

Si l'on fait usage d'une pommade caustique, il faut changer l'appareil chaque vingt-quatre heures ; si elle est douce, on la renouvellera après deux ou trois jours. Si l'on n'avait pas le soin de renouveler les emplâtres ou appareils, comme il est dit, les caustiques deviendraient escarrotiques et vésicatoires, et les doux perdraient leurs vertus, et finiraient par embarrasser, plutôt que d'être utiles.

Quand on veut couper les chaussures pour se soulager de la douleur des cors aux pieds, on doit les couper directement sur les cors, selon leur forme ronde ou ovale, et rapporter au même trou une pièce de la même étoffe, même forme et même épaisseur, mais d'une grande ligne de circonférence tout à l'entour, c'est-à-dire, plus large : alors cette pièce fait une bourse où le cor est contenu à l'aise, et le pied à l'abri de la fange, ce qui ne peut être avec un trou à la chaussure.

Cette pièce doit être mise proprement, puisqu'elle tient jusqu'à la fin des chaussures.

ARTICLE V.

De la Cure radicale des Cors.

Il faut toute la hardiesse possible, qu'on pourrait qualifier autrement, pour oser assurer la guérison radicale de toute espèce de cors, et une confiance aveugle et téméraire pour se livrer aux épreuves dangereuses que l'on met en usage, et dont on est souvent la victime.

J'assure qu'il n'existe jusqu'à présent aucun spécifique radical connu pour la guérison des cors et autres accidens qui arrivent aux pieds, et même qu'il n'en peut guère exister, et qu'il n'existera jamais aucun remède qui seul guérisse tant de maux; car si quelqu'un y prétendait, l'erreur serait au bout de leur croyance, puisque leur application sur certaines peaux serait absolument sans effet, et sur d'autres ferait des ravages affreux, parce qu'il en est qui ne peuvent souffrir l'application d'aucun emplâtre sans en éprouver un érésipèle ou autres désagrémens.

Ce n'est pas d'aujourd'hui que la recherche d'un spécifique pour la guérison des cors en général, a été reconnue infructueuse. Le docteur Teurner (1) dit, d'après Sydenham, l'Hippocrate Anglais, que si quelqu'un employait toute sa vie à découvrir un spécifique pour les cors, il mériterait bien de la postérité, et aurait suffisamment servi le genre humain.

Il n'y a que des charlatans qui puissent oser se permettre d'assurer la guérison radicale des cors avec le même topique, et un laps de temps limité.

---

(1) Traité des Maladies de la Peau, tome 2, chap. 5.

J'ai fait voir la nature des cors, et prouvé le peu d'assurance que l'on pouvait donner de leur guérison ; mais, d'ailleurs, il est facile de juger soi-même que lorsque la nature s'est frayée la route d'un écoulement quelconque, il est extrêmement difficile de la changer. Tout ce que l'on peut faire, c'est d'essayer, avec circonspection, de la détourner de sa route ; mais on ne peut jamais en assurer la réussite positive.

J'ai fait quantité d'épreuves sur nombre de personnes qui auraient tout risqué pour obtenir la guérison ; elles m'ont souvent réussi ; mais j'ai employé divers moyens, et souvent je n'ai réussi que contre mon attente, tandis que celles qui me paraissent infaillibles n'avaient aucun succès.

Les premiers moyens que je donnerai pour guérir radicalement les cors, seront de porter les chaussures comme il est dit à leur article, et après la guérison, de ne plus gêner la circulation ; dans ce cas, l'on peut employer l'emplâtre de Sennert, n.º 2. Il sert à accélérer la destruction des corps ; pour l'employer, on l'étend sur de la peau, et on l'applique sur le mal.

Un autre moyen, mais qui ne réussit pas sur toute sorte de peaux, c'est de prendre un morceau de buffle de la grandeur d'une pièce de vingt sous, figure 8 de la troisième planche, la faire percer au milieu avec un emporte-pièce de la largeur du cor, et de le poser dessus, et de serrer par degré avec une petite bande ; par ce moyen, on empêche le serrement direct sur le cor qui se trouve logé dans le trou ; alors les circulations se trouvent arrêtées de loin, et empêchent la végétation du cor, qui périt insensiblement.

Voilà tout ce que je connais de mieux, et certainement je connais la cause de la végétation et la destruction des cors. Je puis assurer que si l'on ne portait point des chaussures, il ne faudrait ni chirurgiens pédicures, ni charlatans, ni emplâtres, ni onguens pour les cors ; ils se guériraient seuls, comme l'ont éprouvé ceux qui ont fait de longues maladies, et qui ne les ont vus reparaître que plusieurs mois après, parce que la première cause existait, c'est-à-dire, la chaussure.

Quant aux remèdes que l'on doit mettre en évidence, les gommes et les résines, adoucies par quelque corps gras, sont les meilleurs spécifiques : on connaît le galbanom ; il échauffe, attire et résout avec ses qualités ; il a souvent opéré la guérison des cors ; mais il est désagréable par son odeur fétide ; on le fait dissoudre dans le vinaigre, et on en met gros comme un pois sur le cor après l'avoir coupé ; on a soin de renouveler cet opiat chaque jour, et de racler la surpeau autant de fois.

La cire grasse dont se servent les cordonniers est fort bonne à ce sujet ; elle est composée de poix navala et d'huile de lin ou d'olive ; son désagrément est qu'elle coule et va se coller au bas ; mais c'est un des meilleurs spécifiques. La gomme ammoniaque ramollit, attire et résout les tumeurs et duretés, ce qui la rend bien efficace pour guérir les cors. En général, tout ce qui amollit, fond et refond, a les mêmes propriétés et tous les corps gras; mais il y a la difficulté de les faire rester dessus, et pour cela, je conseille de mettre en usage le dessous d'une couenne de lard, c'est-à-dire, la partie qui est au-dessous des racines des poils, qui est nerveuse et grasse tout à la fois.

Toutes les drogues et plantes mucilagineuses y sont bonnes, et, à cet effet, chacun en compose à sa fantaisie, et c'est de là où sortent tant de secrets prétendus infaillibles pour guérir toutes sortes de cors.

On obtient les principes mucilagineux, en amalgamant des corps gras aves des secs; on les rend phlogistiques à volonté, en augmentant ou diminuant l'une ou l'autre substance.

Pour les employer, il faut toujours commencer par enlever le calus avec le coupe-cors, représenté figure 4, planche 3; et pour contenir les emplâtres sur les cors, vous avez des rondelets pour modèles aux figures 6, 7 et 8 de la même planche; remplissez le trou qui est au milieu avec du baume, appliquez-le directement sur le cor, et enveloppez-le d'un linge à plusieurs tours, pour qu'il ne se dérange point et ne traverse aux chaussons, et le renouvelez tous les jours. Je rapporte au formulaire l'emplâtre de Sennert, n.° 2, qui me paraît propice pour la destruction des cors, surtout si on ajoutait un scrupule de vert-de-gris ; mais je l'ai rapporté intact.

Pour l'employer, il faut mettre ses pieds dans l'eau tiède au moins une demi-heure avant de l'appliquer. Pendant que les pieds sont dans l'eau, il faut, avec les doigts de la main, bien amollir les cors, en les pinçant en tout sens. Au sortir de l'eau, il faut les couper ou racler le plus près possible. La partie excédente est spongieuse ; ensuite on étend sur un morceau de peau un peu de l'emplâtre indiqué ; on le change toutes les vingt-quatre heures ; au bout de huit jours, on cessera d'en faire usage.

La préparation ci-dessus indiquée peut servir, et doit précéder l'application de toute sorte d'emplâtres et onguens qu'on peut employer, n.os 1, 4 et 5, excepté cependant les caustiques, les scarotiques, les cantharides ; car dans le cas de leur application, la douleur serait violente et dangereuse si l'on extirpait le cal avant de les employer.

C'est pour ceux-ci que je recommande l'usage des rondelets des figures 6, 7 et 8, afin de contenir l'onguent sur le calus ; car s'il s'étendait sur les parties vives, il y ferait des ravages terribles.

Maintenant je vais rapporter quelques recettes tirées du recueil des méthodes de M. Helvétius : la première, qui lui appartient, est n.° 3 ; après qu'il a été bien préparé, on en applique sur le cor gros comme une lentille ; l'on réitère toutes les vingt-quatre heures le même pansement ; il réussit souvent, mais je n'en conseillerais pas l'emploi aux personnes qui ont la peau délicate et les nerfs sensibles.

Je rapporte au n.º 4 celle de M. Rousselot ; il faut, pour en faire usage, employer de la peau de gant.

Mais la délicatesse des pieds des femmes, la difficulté de l'emploi des emplâtres, qui peuvent couler et salir leurs bas et leurs souliers, a fixé mon attention, et j'ai vu qu'elles désiraient que rien n'augmentât le volume de leurs pieds dans leurs chaussures, où elles sont déjà assez à l'étroit ; car souvent la douleur qu'elles ressentent n'est causée que par le serrement des phalanges les unes contre les autres, sans cors ni ognons. J'ai composé un petit emplâtre tout préparé sur du taffetas ; il n'est besoin que de le faire chauffer un peu et l'appliquer ; il est assez agglutinatif pour ne pas se déranger ; il apaise les douleurs, la composition au n.º 5. Cette composition s'appelle sparadrap ou toile à gantier.

J'ai examiné tous ces emplâtres, dans lesquels, s'il y entre des caustiques, il y entre aussi assez de correctif pour que l'on n'ait rien à craindre ; au contraire, avec de la précaution, leur usage, réitéré souvent, peut amener la destruction des cors, en ne gênant plus la circulation.

L'on peut encore employer, avec assez d'efficacité, les emplâtres ci-après : celui de Vigo avec ou sans mercure, celui des grenouilles avec le mercure, celui de rhasis, celui de minsicht, n.° 6, celui de mucilage le diapalme, et l'on en recevra de grands soulagemens ; il est sûr qu'on peut même en espérer la guérison si les cors ont été bien préparés, et si on est constant dans l'application du remède.

On pourrait encore indiquer quelques moyens, mais desquels il ne faudrait attendre que des soulagemens momentanés, parce qu'il faut toujours en venir à faire extirper le cal.

Tels sont toute sorte de cires, savons, feuilles et fleurs un peu écrasées, et plantes grasses, comme la joubarbe et autres objets adoucissans et émolliens qui peuvent maintenir le cal des cors dans un état de mollesse et de dissolution, et peuvent s'employer principalement sur les corrodes, n.° 11, et les lentilles, n.° 10, figure 1, planche 3 ; et pour les lentilles et les corrodes, on peut faire usage des pastilles de gomme et la pâte de guimauve, que l'on emploie pour restaurer les poitrines des asthmatiques : on l'applique en petite dose ; elle ne coule point.

ARTICLE VII.

Des Remèdes violens.

Il n'y aura que des imprudens et des fous qui les mettront en évidence.

Les remèdes caustiques sont, sans contredit, les plus spécifiques pour la destruction radicale des cors après qu'ils sont bien préparés ; mais les inconvéniens de l'emploi sont très-dangereux, parce que venant à se fondre, ils peuvent attaquer le genre nerveux ou les tendons, et y faire des ravages affreux. Il vaudrait mieux faire usage du cautère actuel et du nitrate d'argent pour cautériser les différens couloirs de la matière excrémenteuse.

Car c'est tout ce que l'on peut désirer que de diviser la matière, et lui faire enfiler d'autres routes que celles qui produisent la formation des cors. La pierre infernale n'a rien de dangereux ; si elle occasionait quelque inflammation, un cataplasme de mie de pain, avec la graine de lin, suffirait pour la dissiper en peu de temps, n.º 7.

Mais autre chose.

Avicenne (1) conseille de dessécher les cors par degre avec un morceau de bois enflammé qu'on approchera du mal le plus qu'on pourra. Il faut, selon lui, réitérer cette opération jusqu'à ce que les cors soient emportés, et ensuite y appliquer par-dessus du beurre cuit pour achever de dessécher les racines des cors. Chauliac (2) indique un autre remède dont l'effet paraît aussi incertain que celui du précédent : il faut, dit-il, racler la partie

---

(1) Lib. 4.

(2) Chapitre 7 de son sixième Traité.

qui excède, ensuite l'aplanir le plus qu'il sera possible, après y appliquer une platine de fer-blanc ou un emplâtre, au milieu duquel sera fait un trou de la grandeur du cor, et ensuite verser une goutte de soufre brûlant qu'on laisse éteindre sur la partie du cor ; après quoi, le frotter avec du cérat, et prendre du repos.

M. Rousselot (1) rapporte l'histoire d'une personne de considération, renfermée depuis dix ans au château de la Bastille ; il dit que cette personne, après avoir guéri des verrues qui lui défiguraient les mains, employa avec autant de succès le même moyen pour les cors ; elle faisait un peloton de la toile d'une araignée, le posait sur le cor, et y mettait le feu. La toile ainsi pelotée ne se consumant que par degrés, lui faisait ressentir les plus vives douleurs ; mais elle parvint, par ce moyen, à faire disparaître ses verrues et ensuite les cors.

Si j'ai rapporté ces trois remèdes violens, c'est parce que s'il se trouve quelqu'un assez téméraire pour le mettre en usage, les douleurs cruelles qu'ils feront éprouver avertiront qu'on ne doit pas pousser la tentative plus loin. Le dernier de ces remèdes a quelquefois réussi ; mais il ne faut pas indistinctement l'employer sur toute sorte de cors ni verrues.

Il est vrai qu'une personne qui souffre ose quelquefois tout entreprendre pour obtenir du soula-

---

(1) Toilette des pieds, page 6.

gement, et que, dans ce cas, elle emploie, sans répugnance, les remèdes les plus forts, croyant en éprouver de plus prompts et de meilleurs soulagemens ; mais il serait fort imprudent de courir les risques de s'estropier, ce qui arriverait si les cors avaient de fortes adhérences aux parties nerveuses ou tendineuses où ils sont placés.

Dans le cas où l'on se déterminerait à employer de tels moyens, il ne faudrait jamais les risquer de son chef, mais appeler ceux qui sont en état de juger du mal et du remède.

Il arrive quelquefois que des chaussures neuves et fort étroites, ou une marche forcée, causent une pression douloureuse sur les cors ; et si les personnes qui en sont incommodées brusquent la douleur, cela occasionne bientôt des meurtrissures qui forment des tumeurs et des abcès, et, dans ce cas, le foyer de la suppuration se trouvant au plus profond, et le pus ne pouvant se faire jour à travers le cal, il occasionne des ravages affreux, qui, par un caprice de la nature, ont quelquefois procuré la guérison radicale des cors, parce que le séjour du pus avait détruit les adhérences du cor avec les autres parties, et que lors de la cicatrice les liqueurs avaient pris une autre voie ; mais c'est un moyen bien dangereux, et c'est précisément celui des caustiques.

Une réflexion qui mérite que l'on y fasse attention, c'est de ne jamais employer que des palliatifs dans le cas où les cors sont douloureux, et lorsqu'il y a inflammation. Si l'on veut tenter la cure radicale, il faut attendre que l'inflammation soit dissipée pour ne pas risquer d'augmenter le mal : on la dissipe avec le cataplasme, n.° 7.

Lorsqu'un cor est très-douloureux, et qu'il y a inflammation, il n'y a plus à balancer. Il faut prendre du repos pour obtenir la résolution de l'inflammation, qui peut n'avoir été causée que par une marche forcée ou par des chaussures gênantes ; mais dans le cas où l'inflammation ne diminuerait pas, c'est une preuve qu'il y aura abcès aux environs ou au-dessous du cal.

Il faut alors appliquer sur le cor un emplâtre d'onguent de la mère, que l'on étend sur un morceau de peau de gant de la rondeur d'une pièce de trente sous, que l'on applique dessus, ensuite couvrir le pied d'un cataplasme composé de mie de pain et de lait, auquel on ajoutera deux jaunes d'œufs. L'on changera le cataplasme aussitôt qu'il se desséchera ; l'on peut même, si l'inflammation est considérable, faire sur toute la partie une embrocation d'huile rosat avant d'appliquer le cataplasme.

Cet accident, bien soigné, est l'affaire de deux fois vingt-quatre heures, sans laisser craindre d'autres accidens. Le pus se fait jour aux environs du cal, où l'on donne issue à la matière. On lave la partie avec du vin chaud et du sucre, et l'on applique dessus un emplâtre de grand diachilon qui achève de cicatriser.

Il est possible, comme je viens de le dire, que l'on obtienne la guérison par ce moyen ; mais je crois qu'il y a peu de personnes qui veuillent le tenter.

En coupant un cor soi-même, on peut, s'il est sur les parties latérales des orteils, ouvrir une petite artériole, ce qui donnerait du sang en abondance. Il ne faudrait point s'en effrayer, mais y appliquer sur l'ouverture un morceau d'amadou ou d'agaric de chêne que l'on trouve chez les apothicaires, et le contenir dessus avec une petite bande ; et à défaut du susdit, on se servira du papier brouillard et une petite compresse. La réunion ne tardera pas à se faire, parce que ces parties ne sont point charnues, et qu'il y a un point d'appui. On peut encore piquer un nerf ou un tendon, et la douleur alors serait horrible et même convulsive. Dans ce cas, il faut employer les remèdes balsamiques, purs, tels que l'huile de térébenthine, celle de cire ou celle des philosophes ; le baume de Fioraventi, celui du Pérou, de mille-pertuis, ou l'esprit-de-vin et autres semblables, et l'huile judaïque, n.º 33.

Souvent trop de crédulité ou d'inexpérience fait que l'on applique sur les cors décomposés, des cantharides ou autres caustiques violens qui occasionnent des ravages terribles ; il survient inflammation ; la peau s'excorie, et les tendons se trouvent quelquefois à découvert. Il ne faut pas, dans ce cas, employer les onguens gras et onctueux ; il faut y appliquer les spiritueux et desséchans, et avoir attention d'appliquer sur toute la partie un cataplasme émollient pour dissiper l'inflammation, n.º 8.

S'il s'était formé escarre, il faudrait en procurer la chute par un digestif fait avec le beurre frais, l'huile d'amande douce, un jaune d'œuf et le safran. On peut aussi se servir du basilicum, avec un peu de baume de térébenthine, et lever ce digestif lorsque l'escarre viendra lâche et mouvante, pour y substituer les remèdes balsamiques que j'ai indiqués pour la piqûre des tendons et des nerfs, ou l'eau de Cologne, n.º 32, ou l'huile judaïque, n.º 33.

Tant de précautions pourront paraître minutieuses pour des maux si légers en apparence ; mais il ne faut pas perdre de vue qu'il n'est pas de petits maux aux pieds.

D'ailleurs, il faut remarquer que les os des phalanges des orteils sont spongieux et nullement croûteux, par conséquent faciles à se carier ; que les cors sont près des gaines des tendons, et souvent adhérens et capables de communiquer leur douleur dans tous les cors musculeux auxquels ils appartiennent, et que la pente des humeurs et le vice des liqueurs, peuvent se communiquer, par ce moyen, à toute l'habitude du corps : c'est pourquoi il faut, autant qu'il est possible, remédier promptement à toutes sortes d'accidens aux pieds.

CHAPITRE VIII.

Des Durillons, de leurs causes et des moyens de les guérir.

Les durillons ont pour cause ou des frottemens, ou des compressions constantes : c'est une macération de l'épiderme ou sur peau, qui, étant continuellement exposée à des frottemens, est plus particulièrement affectée.

La facilité avec laquelle l'épiderme se régénère, fait qu'aussitôt qu'il est détaché du corps muqueux, il ne peut plus s'y rejoindre, parce qu'il y en a déjà une autre de formée. Alors cette première peau desséchée ne reçoit aucun suc nourricier ni accroissement. Les frottemens réitérés en détachent plusieurs qui s'unissent ensemble, et forment cette espèce de carton qui figure si bien les durillons.

Les durillons occupent toutes les parties du pied (1) qui éprouvent un frottement ou une

(1) Tous les points qu'on voit au pied renversé, fig. 3, planche 3.e, etc.

pression constante. Les jardiniers et les gens de la campagne qui marchent pieds nus, ont un ganglion qui leur tient toute la plante du pied : il leur sert de semelle, au point qu'ils marchent habituellement sur les pierres, sans éprouver aucune sensation douloureuse. Il faudrait, pour les piquer, qu'ils rencontrassent un corps pointu qui aurait eu la force de percer la semelle d'un soulier.

Les religieux Déchaussés (1) et tous ceux qui portent des sandales, ont autour de la plante des pieds un bourrelet de durillons (2), parce que les chairs de ces parties n'étant pas contenues, elles se trouvent macérées et pincées autour de la sandale, ce qui interrompt la circulation, et cause ce desséchement.

Les personnes de cabinet, les dames qui portent souvent des pantoufles, sont dans le même cas; mais seulement autour du talon (3), parce qu'il n'y a que cette partie qui n'est pas contenue, et qui est exposée à cette macération.

Quand les durillons ont acquis une certaine épaisseur; et qu'ils sont desséchés, ils deviennent durs comme de la corne, et à l'instant ils causent de la douleur, parce que, soit en marchant ou

---

(1) Et beaucoup d'Espagnols.

(2) Ces bourrelets sont ordinairement à la position des n.os 5, 6 et 7, et 2 et 4 de la fig. 3, planche 3.e

(3) Même fig. 5, 6 et 7

en faisant tout autre exercice, ils gênent extrêmement et meurtrissent les chairs qui les avoisinent, et de ces meurtrissures naissent des fluxions accompagnées de tumeurs, de rougeurs, et quelquefois d'abcès; cela arrive plus particulièrement sous l'articulation du gros orteil, avec le premier os du métartase, n.° 1, au pied renversé, endroit où ces durillons se placent le plus souvent, ainsi qu'aux talons, n.° 7, fig. 3.e

Il se forme des durillons, cors ou durillons profonds, ce qui est la même chose, sous la plante du pied, à l'articulation du premier os du métatarse, n.° 2, avec la première phalange du pouce, et au milieu du pied, n.° 8, aux mêmes articulations de tous les doigts, avec les phalanges qui forment ensemble les pieds, et ces durillons sont très-douloureux à raison de leurs sources ou racines qui sont très-souvent adhérentes aux aponévroses du tendon d'Achille. Tous les emplâtres, et même les caustiques, comme je l'ai dit au chapitre des cors, ne les détruisent pas ; il faut extirper le cal, ou le faire extraire quand on ne le peut faire soi-même, et quand cette opération est faite, c'est comme si l'on avait délivré la personne incommodée d'une pierre qu'elle avait dans son soulier. On peut extirper ces callosités sans faire sentir aucune douleur, et si on les extirpe dans le commencement de leur apparition une ou deux fois, elles guérisent radicalement, pourvu qu'on évite la cause qui leur a donné lieu.

Il faut toujours faire cette opération en deux temps, c'est-à-dire, à une quinzaine de jours d'intervalle, parce que ces durillons étant très-profonds, on pourrait, en les voulant fouiller trop avant vers leurs racines, piquer l'aponévrose plantaire à laquelle ils sont souvent adhérens.

En général, les durillons ne sont point douloureux, s'ils ne sont compliqués d'aucun accident; ils éprouvent seulement les mêmes inconvéniens que les cors, c'est-à-dire, de se gonfler par l'humidité, et de se contracter dans la sécheresse, ce qui cause des tiraillemens sensibles.

Les durillons se détruisent d'eux-mêmes, pourvu qu'on détruise la cause qui y a donné lieu, sans avoir besoin de rien y appliquer dessus; mais comme il est impossible de faire cesser la cause de ceux qui viennent aux pieds (1), et qu'il faudrait renoncer à marcher, il n'y a qu'un moyen de se soulager en les faisant diminuer lorsqu'ils ont acquis une certaine épaisseur; par ce moyen, on évitera les meurtrissures en tous lieux et les gerçures des talons, et bien d'autres accidens dont ils sont souvent compliqués.

---

(1) Si ce n'est avec les soins que j'ai indiqués au chapitre des chaussures, d'y procurer un vide où il soit contenu sans que cela paraisse.

Il se forme une autre espèce de durillons, qu'on doit nommer des corrodes. Leur siége est presque toujours entre le petit orteil, et le second à la fourche. Sa source vient d'entre ces deux longues phalanges et les nerfs au n.° 11, fig. 1, planche 3.ᵉ

Je les appelle corrodes, parce qu'elles viennent en effet de la corrosion de la sueur qui se ramasse en cette position, où il y a toujours un vide ou creux où la transpiration se trouve concentrée.

Comme la transpiration est extrêmement salée, elle resserre les peaux par son acrimonie en séjournant dans ce creux, au point qu'elle en amoncelle les unes sur les autres de la grosseur d'une noisette; alors les frottemens des deux orteils qui se fait continuellement dans la marche, échauffe les parties qui se frossent à travers les cors des autres, qu'elles s'enflamment au point de s'abcéder au-dessous de ce durillon, et la matière contenue dans l'abcès ne pouvant se procurer une issue à travers ce tas de peaux mortes, il y séjourne, et par son âcreté occasionne une poche dont la profondeur est par fois de quatre ou cinq lignes dans la fourchette des orteils.

Il se fait encore une autre nature de durillons au même n.° 11, mais qu'ils n'entrent point dans la fourchette; ils sont presque toujours deux en face l'un de l'autre, que je nomme des lentilles par la ressemblance qu'elles y ont; elles se pla-

6

cent indistinctement entre tous les orteils et à toutes les positions, notamment entre le pouce et son voisin n.° 10, fig. 1.re, 3.e planche.

Ces deux espèces de maladies des pieds sont beaucoup plus douloureuses que celles des cors, parce qu'elles gîtent à des lieux où la peau est plus délicate par l'humidité permanente qui se produit par la chaleur du contact des parties qui se froissent, et ces mêmes causes occasionnent des ampoules qui se succèdent les unes sur les autres, cartonnent les superfluités que jettent les lentilles et les corrodes.

J'en ai vus qui, par leur malignité, avaient occasioné le gonflement de tout le pied, à faire rester le malade quinze jours au lit, ou la jambe sur une chaise, avec des cataplasmes anodins, n.os 7 et 8, sur la partie, et qui n'ont été soulagés qu'après la maturité d'un abcès terminé par une suppuration abondante qui avait des caractères à faire craindre la gangrène, et qu'ils finissaient par détruire radicalement la maladie; ce que je dis se voit souvent, mais il ne faut jamais s'y attendre.

J'en ai quelquefois trouvé qu'ils avaient, pour cause de leur existence, un petit gravier introduit dans un couloir excrémenteux de la peau entre les doigts qui formaient des lentilles, et d'autres sous la plante des pieds qui formaient de petites chevilles.

Je conseillerais aux personnes sujettes à ces sortes d'incommodités, de se tricoter des gants pour leurs pieds; qu'ils soient d'un fil bien fin, tricotés bien clair; alors chaque orteil aura son doigtier, et la libre circulation de l'air et de la transpiration aura lieu sans aucune interruption, et les peaux ne se froissant pas par l'intermède des gants, il ne pourrait se former ni lentilles, ni corrodes.

Si ces excroissances se forment dans le milieu du corps du doigt, pour les guérir après en avoir enlevé les superfluités, on peut mettre au doigt malade un collier en gomme élastique, qui sera un bon remède; si le mal est au bout du doigt, il faudra y coiffer un doigtier élastique en gomme, au bout duquel on introduira un petit tampon en crin, mêlé d'un peu de coton en dedans, qui aille au bout dudit, pour qu'il serve de support au point d'appui du doigt, pour qu'il puisse repousser le coup qu'il reçoit en appuyant par terre en marchant. Toutes les duretés qui se forment aux pieds, sont autant des ganglions en termes de chirurgie.

Cette opération se fait sans douleur avec l'instrument représenté fig. 4, planche 3.e, appelé un coupe-cors. On enlève le cal feuille à feuille, à peu près comme il a été formé; ce qu'on ne doit pas faire trop avant, parce que, outre la douleur que l'on éprouverait en marchant, il pourrait en résulter des suites fâcheuses, telles qu'équimoses ou meurtrissures, qui pourraient se terminer par un abcès à demi fistuleux ou une supuration désagréable, et on y applique l'emplâtre, n.° 9.

On peut en cas d'accident, et à la première douleur, y appliquer dessus l'emplâtre de mucilage: l'huile de chaux est aussi fort bonne pour ramollir les durillons, et avec cette précaution, on évitera les accidens les plus fâcheux; mais le plus certain, c'est de les enlever prudemment couche par couche, comme il est dit ci-dessus.

On peut encore, après s'être mis les pieds dans l'eau pour ramollir les durillons, les frotter fortement avec une pierre-ponce ou avec de la peau de chien de mer, ce qui est mieux avec une râpe fine en acier la première, et ensuite velouter la peau avec la pierre-ponce fine.

S'il survenait des meurtrissures aux talons ou aux articulations du gros orteil avec les os des métatarses, et que l'on sentît une douleur excessive dans le fort du durillon avec chaleur, pulsation et inflammation aux environs, il faudrait y appliquer un cataplasme n.° 8, et particulièrement le mucilage, et lorsqu'il est ramolli, on enlève le cal légèrement, et si l'on s'aperçoit qu'il veuille s'abcéder, il faut promptement donner issue à la matière, et corroborer la partie avec quelque spiritueux, ou du vin chaud avec du sucre, et y appliquer ensuite du diachilon gommé qui achevera de cicatriser.

CHAPITRE IX.

De quelques Excroissances cutanées auxquelles on donne le nom de Cors.

Il survient aux pieds de l'espèce humaine un nombre d'excroissances dont le détail serait ici hors de place ; on peut consulter à ce sujet les auteurs qui ont traité les maladies de la peau (1) ; comme je n'ai pris pour sujet de ce traité que ceux des accidens qui sont causés par les fatigues de la marche ou par les chaussures inconvenantes, je me borne à cet objet.

Il se fait souvent entre les orteils des plis ou rides à la peau, qui se jercent jusqu'au vif, qui causent des douleurs cuisantes par les frottemens qui se font ensemble en marchant, qu'on peut nommer des échauffemens. Si ces frottemens sont continuels, ils brûlent la peau jusqu'au dessous des dermes, et la partie devient blanche de la grandeur d'une lentille. La transpiration interceptée y occasionne inflammation dans cette

(1) Principalement le docteur Turner, dans son Traité des Maladies de la Peau, article 2, chapitre 5.

partie, au point de faire craindre qu'on est attaqué de la goutte, par la difficulté qu'il y a de reconnaître cette espèce de maladie, parce qu'elle ne porte à peine de dureté ni d'éminence à son apparition ; c'est seulement une tache rouge ou brune, imperceptible entre le derme et la chair ; ce sont des lentilles marquées n.° 10, fig. 1, 3.e planche.

Le moyen d'en être soulagé, c'est d'enlever, tant qu'il est possible, les peaux blanches qui couvrent ladite tache, et donner issue à la matière contenue dans cette poche qui forme la tache, qu'elle contient ordinairement deux ou trois gouttes d'un sang vermeil ; y appliquer dessus un petit rondelet représenté fig. 8, planche 3.e, que le trou soit posé directement sur celui de la poche, et rempli du cérat de Goulard, ou d'une autre pommade sécatice n.° 1, pour empêcher la suppuration, et y faire un bandage assez fort en épaisseur avec du linge fin, et se reposer.

Pendant tout l'été, on peut employer des feuilles de rose et d'autres fleurs, que l'on change tous les jours. On peut se servir de la mousseline, qui desséchera cette partie d'humidité qui s'y perpétue, sans craindre que le coton échauffe ni cause d'autres accidens. On peut se servir de toutes sortes de plantes grasses, comme la joubarbe, la consoude, en ayant soin de les renouveler chaque vingt-quatre heures, autrement elles pourraient se sécher ou s'aigrir par la corrosion de la transpiration, et devenir incommodes par des démangeaisons, jusqu'à irriter les parties qu'on veut adoucir ; il ne faut, dans le principe, qu'éviter les frottemens de ces parties.

Entre le petit orteil et le voisin, près de leur articulation avec les os des métatarses, la peau se trouve continuellement comprimée et pincée en marchant, ce qui détache l'épiderme ; et par la facilité qu'elle a de se régénérer, elle jette continuellement à l'extérieur des superfluités que j'ai vues quelquefois surpasser par-dessus les doigts et égaler la grosseur d'une noisette, et avoir quatre lignes de profondeur en dedans du pied dans la fourchette, n.º 11 ; elles font enfler quelquefois tout le pied, et donnent la fièvre ; alors il faut avoir recours aux cataplasmes de mie de pain, n.º 7, et de farine de graine de lin ou autres semblables, et reposer en tenant le pied horizontalement en l'air.

Le moyen le plus certain de se délivrer de cette incommodité, c'est de faire emporter avec un instrument tranchant ces superfluités. Le fond se trouve vif et vermeil ; c'est ce qui cause de la douleur, parce que ces excroissances sont issues d'une sueur âcre et corrosive qui irrite perpétuellement ces parties. On applique par-dessus un peu d'amadou ou de la charpie pelotée ; imbue de bon vinaigre ou d'huile judaïque, d'extrait de saturne ou bien d'eau de Cologne, n.° 32, qui fortifiera l'espèce de plaie, on en change l'appareil tous les jours.

On peut traiter ces incommodités comme des brûlures, parce que ce sont, en effet, des espèces d'ampoules ou phlogoses causées par le frottement que souffrent les orteils dans le marcher; l'onguent, n.° 1, y est fort contre.

Pour l'employer, on prend de la laine grasse, on en forme un peloton, que l'on enduit de cet onguent, et on l'assujettit avec une petite bande entre les deux doigts : il est aussi fort bon contre les lentilles.

J'observerai que ces excroissances se trouvent plus particulièrement aux pieds des dames; elles sont occasionées par la pression de leurs chaussures, qui contiennent leurs pieds comme dans une espèce d'entonnoir où elles se forcent toujours d'entrer.

Il est rare que l'on obtienne la guérison de ces accidens, parce que la cause qui les donne existe toujours, et il faut revenir même assez souvent à extirper le cal; le meilleur remède est l'aisance de la chaussure.

Enfin, à divers endroits du pied il se forme, par un desséchement, des fibrilles nerveuses de la peau à leur superficie, des petits nœuds qui ne laissent de gêner les parties voisines, et qui, d'ailleurs, prennent de l'accroissement (1), ce qui est aussi gênant que si l'on avait des graviers dans ses chaussures. Il faut les emporter au plus profond de la peau, en les cernant avec l'instrument, pour les enlever et redonner à la peau son élasticité première ; et comme il est possible de les emporter entièrement, et qu'il ne reste aucune végétation, une ou deux opérations délivrent pour toujours de cette sorte d'incommodités ; mais souvent il faut les caustiquer avec le nitrate d'argent, et toujours éviter ce qui lui a donné lieu. On peut faire usage des remèdes, n.os 12 et 13.

Il se forme par fois des callosités aux oreilles des dames, auxquelles on donne le nom de cors. Pour les guérir, il suffit d'éviter la cause qui leur a donné lieu, et ils disparaîtront immédiatement ; et mieux encore, les extraire avec l'instrument, et y appliquer dessus quelque topique composé de corps gras, n.o 9, ou du cérat de Galien, et mettre la partie malade hors de la coiffe.

---

(1) Ils sont représentés au pied renversé, fig. 3, planche 3.e, par autant de points, même au bout des orteils. Je les nomme des pointes occasionées par les chevilles de bois que les cordonniers mettent aux cambrures, ou par des éminences en dedans des chaussures produites par des trous de clous, ou des pointes à vis, et les numéros marquent les durillons occasionés par les points d'appui.

CHAPITRE X.

Des Ognons, de leur nature, avec les moyens de s'en garantir

Les ognons sont une tumeur contre nature, qui, à proprement parler, est une espèce d'œdème froid, laxe et mou, de couleur rougeâtre, sans douleur par eux-mêmes; leur mollesse est telle, que, en les comprimant avec les doigts, ils en conservent l'empreinte, pourvu que les mamelons du centre ne soient pas desséchés.

Ce qui a donné lieu de les nommer ainsi, c'est la parfaite ressemblance de cette tumeur avec un ognon de jacinthe, dont le centre est d'un rouge brun, environné de petites pélicules blanchâtres détachées les unes des autres en forme de rosace; leur siége est ordinairement à la partie latérale intérieure du pied sur l'articulation du métatarse, n.° 1, planche 3, avec le gros, n.° 1; les femmes en sont plus ordinairement incommodées que les hommes.

Leur cause diffère totalement de celle des cors et des durillons: c'est une trop grande et continuelle trituration de l'humeur synoviale qui leur donne lieu. Cette trituration de la synovie l'appauvrit, l'atténue, et la divise souvent en l'obligeant de sortir de ses capsules, pour se porter, en se coagulant, au centre de la tumeur.

Les cartilages qui garnissent intérieurement la tête ou la cavité des os, sont privés du rafraîchissement que leur fournissait la synovie, et ils se dessèchent, etc., se tuméfient, et il survient même un gonflement à la tête des os de cette articulation. Ces gouflemens sont causés par l'échauffement et la dépression des lames osseuses, et ils occupent alors plus de place ; les tendons qui servent au mouvement de l'orteil, se trouvent contraints, etc., subitement tendus ou serrés les uns contre les autres, qu'ils obligent souvent même ces orteils à se courber, et à se placer dessous ou dessus ceux qui les avoisinent, et alors le pied devient d'une difformité bien gênante, et qui paraît toujours malgré la chaussure la mieux faite, etc.

Les paysans y sont fort sujets, parce qu'ils marchent pieds nus dans le mauvais temps, surtout dans l'humidité et le froid, ce qui leur cause la stagnation du sang dans les parties inférieures.

Deux causes contribuent à la trituration de l'humeur synoviale de cette articulation.

La première est la chaussure trop étroite et trop élevée des talons, à l'égard des femmes surtout.

En effet, les pieds étant élevés du talon, il se trouve sur un pivot qui a peu de surface ; il faut deux autres points d'appui pour rendre la marche assurée, et l'un se trouve au petit orteil, n.° 5, et l'autre à l'articulation du gros orteil avec l'os du métatarse, n.° 1, figure 3, et c'est de cette compression que sort le vice qui donne lieu à la formation des ognons.

Il est de toute impossibilité que de cette position il ne résulte pas beaucoup de frottemens intérieurs à cette articulation, parce qu'elle est brisée et contre nature, vu qu'il n'y a que le gros orteil qui soit étendu, et que la pointe du pied forme une pente, et qu'il faudrait que le pied fût horizontalement placé à la ligne de terre, pour être à son aise en marchant.

L'autre cause vient des chaussures trop courtes, et alors les pieds étant contraints entre les extrémités des gros orteils et les talons, ils se brisent auprès de cette articulation, et forment des éminences extérieures appelées ognons, et sujettes à des frottemens continuels, d'où l'on ressent tant de cruelles douleurs.

L'éminence causée, soit par le gonflement des cartilages, soit par celui des os dans les mouvemens de ces ramifications, étant continuellement pressées par la chaussure, arrête la circulation de la lymphe, et cause ainsi la stagnation du sang dans cette partie; et si l'humeur synoviale se porte au centre de cette même partie et s'y dessèche, l'on éprouve de la douleur, comme si un gros grain de sable était dans un endroit de votre pied très-vif. Si elle se joint au sang coagulé, il en résulte une fermentation qui, jusqu'à ce que la partie soit abcédée, l'on y éprouve une horrible douleur; ainsi, de quelque accident que les ognons soient compliqués, ils sont extrêmement douloureux.

Le seul moyen de se garantir des incommodités des ognons, et même de toutes les incommodités des pieds, c'est d'être absolument toujours en garde contre les chaussures gênantes, courtes ou étroites; car elles sont, comme je l'ai déjà dit, la cause de tous les accidens qui arrivent aux pieds.

Lorsqu'ils sont primitifs, qu'ils sont encore dans un état de mollesse, les mamelons du centre ne sont pas encore desséchés ni durcis. L'on peut se soulager en y faisant des frictions avec des eaux spiritueuses, ou avec l'eau de Goulard, du bon vinaigre, de l'eau de sel marin ou de l'urine, ou de la salive à jeun. Pour cet effet, on prend l'un de ces liquides dans le creux de la main, et l'on en frotte la partie affligée jusqu'à ce qu'il ne reste plus du liquide, ce qu'il faut réitérer plusieurs jours de suite. On fait ces sortes de frictions le soir avant de se coucher; l'on peut aussi y appliquer un petit sachet de sel ammoniac trempé dans de l'eau rose; on l'assujettit pour la nuit, et on l'ôte tous les matins; on peut aussi y appliquer l'emplâtre de fiel de porc, qui se fait ainsi, n.° 10.

On peut se servir de beaucoup d'autres emplâtres, principalement du vigo commercurio, de cire camphrée d'emplâtre de Saturne du docteur Goulard ou autres épithèmes, mais qu'ils soient toujours astringens et un peu gras, pour qu'ils puissent s'insinuer dans les pores de la peau.

Si les ognons deviennent rouges ou enflammés, ce qui arrive souvent aux changemens de saisons ou aux variations du temps, alors ces inflammations sont très-douloureuses. Il faut mettre ses pieds dans de l'eau tiède, adoucie avec une poignée de son de froment, les y laisser un petit quart-d'heure, ensuite bien nettoyer toutes les pélicules qu'il y a dessus, avec une pierre-ponce ou avec une petite râpe, ensuite bien frotter avec la main pour que la peau soit bien adoucie, et y appliquer une ou deux sangsues dessus ou à l'entour, et quand elles seront tombées, remettre les pieds à l'eau tiède, et les laisser bien saigner. Cette opération les dégage beaucoup en sortant le sang coagulé, et ensuite on y met dessus un peu de sparadrap, lorsque le centre de l'ognon est dur et calleux par l'amas de la synovie qui s'y est desséchée ; sur quelque partie que ce soit, il faut extirper cette partie calleuse avec le coupe-cors, représenté figure 4 de la planche 3, et ensuite y appliquer des émolliens et fondans pour l'adoucir, et empêcher que la partie ne s'irrite, n.os 7 et 11.

Si une trop grande et continuelle pression a fait coaguler et dessécher dans le milieu de la tumeur une humeur gypseuse, il faut alors en faire l'extirpation avec l'instrument, et lorsqu'ensuite il sort de la cavité une humeur synoviale glutineuse, il faut y appliquer un emplâtre de diachilon gommé, qui dissipera entièrement le mal.

L'on ne peut pas prescrire ce qu'il faut faire aux ognons lorsqu'ils sont compliqués d'accidens, parce que c'est la nature de ces accidens qui en détermine le traitement ; mais il faut toujours y faire attention de bonne heure pour en arrêter les progrès, et se fier à quelqu'un d'expérimenté, afin d'arrêter le mal dans son principe ; car c'est souvent du soin des pieds que l'on obtient la guérison des accidens qui leur arrivent, comme il est dit plus haut ; et souvent la négligence de notre jeunesse est la mère des infirmités de notre vieillesse : alors souffrances et repentir font prodiguer bien des soins sans succès.

CHAPITRE XI.

Des Ongles, de leur nature.

ARTICLE PREMIER.

Ce serait ici le lieu de dire, en peu de mots, quelque chose des vices des ongles, des mains et des pieds, comme leurs inégalités, leurs épaisseurs trop grandes et leurs aspérités, leur changement de couleurs, leur inflexion, leurs fentes et leurs chutes ; mais je m'étendrai un peu sur cette matière, malgré qu'il y ait, dans ce cas, peu de fonds à faire sur les remèdes, et qu'ordinairement les pinces ou les ciseaux et les canifs, la lime ou un morceau de verre, suffisent pour les couper ou arranger et polir, en même temps leur donner une forme nouvelle et meilleure.

Mais on doit user de la dernière précaution, crainte qu'allant jusqu'au vif, ou touchant leurs insertions nerveuses, il n'arrivât quelque accident semblable à ceux des cors et des verrues, ou un ptérygion très-incommode. Lorsque les ongles tombent, certains recommandent un emplâtre de cire vierge ; d'autres la poudre de racine d'iris de Florence, mêlée avec du vin, ou une composition faite avec le suif de daim, la résine ou l'huile de myrte.

Il faut, pour prévenir leur mauvaise forme, les garantir de toute compression externe jusqu'à leur parfaite enduration ; leurs taches ou couleurs différentes se dissipent d'elles-mêmes, ou croissant avec l'ongle, on les emporte ensuite aisément, en les raclant ou en les coupant (1).

Les ongles sont des cors durs et solides, de figure ovale transparente, situés à l'extrémité des

---

(1) Turner, tome II, pages 34 et 35, Traité des Maladies sur la Peau.

doigts tant des mains que des pieds ; leur substance est semblable à de la corne, étant, comme elle, composée de plusieurs fibres longitudinales qui se tiennent à mesure qu'elles se détachent de l'épiderme, et qui suivent la courbure de l'extrémité des doigts qu'elles recouvrent.

Dans leurs épaisseurs, ils sont à peu près semblables au carton, composé de plusieurs couches de feuilles collées les unes sur les autres ; en sorte que les fibres de la première couche extérieure étant plus ancienne, sont aussi les plus longues, et les intérieures diminuent par degrés, tellement que depuis son union avec l'épiderme où l'ongle est plus mince, il augmente en épaisseur jusqu'aux bouts des doigts.

Les ongles sont cependant diaphanes, de manière qu'ils laissent apercevoir les qualités de l'humeur qui domine au corps ; ils sont ordinairement pourprins aux hommes, et sanguins bruns obscurs aux vieillards et aux mélancoliques, pâles aux personnes délicates ; ils changent de couleur aux approches des accès des fièvres tierces ou quartes, et l'on tire des indications de leur couleur aux personnes attaquées de poison.

Les anatomistes anciens ne sont pas d'accord avec les modernes sur la substance première qui leur donne l'accroissement ; les uns prétendent qu'ils sont produits par les mamelons de la peau et l'extrémité des nerfs, et les autres croient qu'ils ne sont qu'une continuation de l'épiderme. En effet, si, après la macération, on tire adroitement l'épiderme de la main, les ongles se détachent pour le suivre, ce qui semble prouver le dernier sentiment.

Ce qu'on peut encore remarquer, c'est que si, par un accident imprévu, un instrument tranchant entame la peau aux environs des racines de l'ongle, la cicatrice sera fixée en cet endroit et ineffaçable; au contraire, si une légère écorchure n'attaque que l'épiderme au même endroit avant la guérison, on la verra se porter vers la racine de l'ongle, en suivant à peu près sa marche et son accroissement, ce qui porte à croire que la substance est fournie par l'épiderme.

Lorsque l'épiderme est parvenu à son extrémité, il se forme un repli semi-lunaire, dans lequel s'enveloppe la racine de l'ongle.

L'épiderme à ce repli est sujet à se corrompre par l'affluence des sucs nutritifs qui agissent continuellement. De là provient la rupture de cette surpeau qui occasionne en partie ce qu'on nomme envies, si douloureuses et si dangereuses lorsqu'on les arrache, parce qu'elles tiennent à la chair vive.

Les ongles bien conformés se renouvellent tous les quatre mois environ : il y a cependant des personnes qui perdent entièrement les ongles de leurs pieds tous les ans à certaines époques; il leur en revient sans douleur de nouveaux, qui, ayant acquis assez de consistance, repoussent entièrement ceux dont ils prennent la place.

Les ongles des mains et ceux des pieds ont bien la même consistance et le même accroissement; mais les vices de conformation, et les accidens qui leur arrivent, sont très-différens. Je vais détailler, dans l'article suivant, les accidens dont ceux des mains sont les plus affectés avec les moyens de les prévenir ou de les guérir; je passerai ensuite à ceux des pieds.

ARTICLE II.

Des moyens de conserver les ongles des mains, des vices de première conformation et des accidens qui arrivent, avec les moyens d'y remédier.

Une belle main ajoute à un beau bras, si elle ne répond pas aux autres agrémens du corps; il semble qu'il y ait une difformité ou défectuosité qui choque au premier coup d'œil, parce que cette partie est une de celles qui se présentent le plus naturellement à la vue.

C'est à l'inspection de la main que l'on juge souvent d'une personne bien née; c'est ce qui la distingue du commun, et c'est à la manière dont les ongles sont soignés, que l'on juge de la propreté de la personne.

On ne peut disconvenir que des ongles bien faits,

bien rangés, de figure ovale transparens, sans aucune tache ni cannelure, animés d'une certaine couleur de chair, n'ajoutent beaucoup à la beauté de la main ; mais tout le monde n'est pas doué de cet avantage ; il faut alors, pour y remédier, se confier à ceux qui, par état, peuvent juger des moyens qu'il faut employer.

Si les ongles sont viciés dès la première conformation, il est presque toujours impossible d'y remédier, c'est-à-dire, s'ils sont scabreux, raboteux ou cannelés ; mais s'ils n'ont que de l'inclination à se porter plus d'un côté que de l'autre, s'ils sont trop couverts vers la racine, si, ayant été coupés long-temps trop courts, ils ne peuvent plus atteindre le niveau de la peau. Il est très-possible d'y remédier, mais non sans difficulté ; c'est là que patience et longueur de temps font plus que force ni que rage.

Plusieurs charlatans ont annoncé qu'au moyen d'un emplâtre appliqué sur les ongles viciés dans leur conformation, ils les feraient tomber, et qu'ensuite ils reviendraient beaux et bien faits.

J'assure, au contraire, que l'on est heureux quand ils ne reviennent pas plus mal conformés ; mais comme il est des cas où il faut procurer la chute des ongles des pieds, j'aurai occasion, à leur article, d'indiquer les moyens de les faire tomber.

Les accidens qui ne sont pas viciés de conformation, et qui sont les plus fâcheux, sont les panaris de plusieurs espèces ; il en est parlé à leur article, parce que souvent le foyer de la suppuration détruit les adhérences de l'ongle dans sa racine par le séjour du pus, et qu'il tombe ensuite. Celui qui lui succède est souvent mal conformé, et peut se mettre au rang de ceux viciés dans la première conformation : il se jette, en croissant, tout d'un côté, ou ne croît plus en longueur ; souvent même il n'a aucune forme déterminée : c'est une masse calleuse (1) dont on ne peut tirer aucun parti.

Quelque accident qui arrive à un ongle bien conformé, s'il est soigné à l'instant, est que la racine ne soit point endommagée. Il reviendra bien fait et beau : quand même un instrument tranchant en aurait abattu la totalité de l'ongle découvert, il en resterait assez dans le repli semi-lunaire, pour qu'il revînt tel que l'on peut le désirer.

Dans ce cas, il faudrait y appliquer dessus de la charpie imbue de quelque liqueur spiritueuse, telle que l'eau-de-vie, de lavande par infusion, l'eau-de-vie camphrée, ou autres capables de modifier la plaie ; et lorsque l'ongle a pris une certaine croissance, et que la partie retranchée est devenue croûteuse, il faut appliquer dessus le cataplasme, n.º 14 et suivans, ce qui conviendra d'employer toutes les fois que l'on voudra aider à la renaissance de l'ongle.

---

(1) Ceux qui sont attaqués de la gangrène sèche.

Dans une chute violente, ou lorsqu'on reçoit un coup de quelque instrument contondant sur les ongles, il faut, à l'instant, mettre la main ou les pieds dans l'eau froide; c'est un des meilleurs répercussifs, et s'il se fait une extravasion de sang sous l'ongle, il faut l'en tirer, ce qui s'opère sans douleur, en perçant l'ongle à l'endroit du dépôt; par ce moyen, souvent on en évite la chute.

Parce que le sang extravasé ne se dessèche pas toujours, il entre quelquefois en fermentation, et cause suppuration; après avoir fait évacuer ce sang, il faut y appliquer dessus l'ongle un peu de charpie imbue de baume d'Aceus, n.° 15.

Si l'ongle se trouvait soulevé, et en partie détaché de ses adhérences, il faudrait emporter, avec les ciseaux ou les pinces anglaises, la partie de l'ongle soulevée et détachée de la chair le plus près possible de ses racines, s'il n'était nécessaire d'en conserver quelque portion pour parer aux autres, en les tenant relevés avec de petits coussins ou tampons de la charpie, pour que, en renaissant, les angles ne poussent par leurs extrémités dans les chairs; ensuite appliquer par-dessus un plumaceau imbu d'un digestif simple, tel que la térébenthine, le jaune d'œuf et l'huile d'hypéricum bien mêlés ensemble, ou séparés.

Dans le cas où un corps piquant aurait percé l'ongle, ou se serait introduit dessous ou dans ses parties latérales, il faudrait bien faire saigner, et ensuite tremper le doigt dans l'huile d'olive, le bien envelopper exactément pour le défendre des injures de l'air ou de la malpropreté, et il n'arrivera aucun inconvénient.

Toutes les fois qu'il renaît un ongle, il faut tenir le doigt enveloppé dans un doigtier : cela facilite la régénération, ensuite appliquer le cataplasme, n.° 14; autrement il se pourrait que l'air extérieur durcît la partie croûteuse, et s'opposât à sa nutrition; alors il pourrait s'arrêter avant d'avoir pris toute sa croissance, et pousser en une espèce de gangrène sèche.

Les taches blanches qui paraissent aux ongles sont causées par la sécheresse des lames dont ils sont composés, et de ce qu'elles ne sont pas intimément liées ensemble; c'est faute de liaison qu'elles paraissent, et elles suivent la croissance des ongles jusqu'à leurs extrémités.

Pour les prévenir, il faut faire dissoudre de l'alun de roche dans de l'eau de rivière, et s'y tremper souvent les mains ou les pieds.

Je n'indiquerai aucun moyen de se conserver les mains en bon état; il y a assez de pâtes et de linimens qui produisent tout l'effet que l'on en peut espérer.

La manière de soigner les ongles bien faits, est des plus faciles; ceux des mains, il faut les couper en rondeur, et en suivant la configuration des doigts, sans qu'ils surpassent la chair, ni que la chair les surpasse; il faut ensuite détacher avec la pointe des ciseaux, ou avec un instrument commode, la pellicule de l'extrémité de l'épiderme à l'endroit de la racine de l'ongle, qui souvent la recouvre en partie; cependant il ne faut pas les couper de trop près; on ouvre ensuite un citron, et on les plonge dedans en triturant, ce qui achevera de les nettoyer et de les animer.

Ceux des pieds doivent se couper en carré autant qu'il sera possible, pour la raison expliquée à un autre article, parce que la pression des chaussures pourrait y faire monter les chairs par-dessus, et on croirait que ce sont les ongles qui entrent dans les chairs; il faut en conserver les angles, afin de pouvoir y introduire des tempons par-dessous, après les avoir amincis par-dessus avec du verre, faute d'autre instrument commode, quand ils ont besoin d'être changés de direction.

Il faut pourtant éviter que ces angles des ongles étant relevés, ne piquent les orteils voisins, ce que l'on obtiendra au moyen d'un doigtier ou d'un bandage qui enveloppe bien le bout de l'orteil, jusqu'à ce qu'on soit parvenu à conduire l'ongle au point désirable.

ARTICLE III.

Des vices de conformation des Ongles des pieds, et des accidens qui leur arrivent.

Les ongles des pieds ont absolument le même accroissement que ceux des mains, et la même conformation, si ce n'est que ceux des pieds ont ordinairement plus d'épaisseur, ce qui contribue beaucoup à affermir les pieds en marchant, et à les garantir des rencontres fâcheuses; mais ils sont souvent dérangés par les positions fâcheuses que sont forcés de prendre les orteils en marchant, par la gêne qu'on leur fait subir dans les chaussures.

Les ongles des pieds ont beaucoup plus de facilité à s'épaissir que ceux de la main, parce que les liqueurs s'y portent avec plus d'abondance, et que les chaussures contrarient leur accroissement.

Il se forme assez souvent sous l'angle extérieur de l'ongle du pouce du pied, un suintement qui devient très-dur et de la grosseur d'un grain de blé; sa présence quelquefois cause une inflammation très-douloureuse, que l'on a vu même prendre pour des douleurs de goutte. Il est très-facile de faire cesser cette douleur; il ne faut, pour cet effet, que retrancher la portion d'ongle qui appuie sur ce corps étranger, ensuite l'extraire, et l'on est soulagé pour quelque temps. Il faut y revenir; mais cela se détruit à la longue.

J'ai remarqué que cet accident arrivait assez souvent aux personnes attaquées de la goutte, ou menacées de cette maladie. C'est une espèce de craie qui s'amasse à cet endroit, et par les douleurs qu'elle occasionne, elle fait craindre les accidens ci-dessus mentionnés.

Un des principaux vices de conformation des ongles des pieds, c'est d'entrer dans les chairs par leurs angles. Il y a des ongles qui croissent naturellement en limaçon, ou ils se replient, et vont piquer l'orteil voisin, ou celui auquel ils appartiennent. D'autres s'élèvent extraordinairement, au lieu de suivre le niveau de la peau ; d'autres, quoique bien conformés, acquièrent une épaisseur extraordinaire, en sorte qu'il est impossible de les couper avec des ciseaux. D'autres n'ont aucune forme déterminée, et ne font qu'un corps calus, et souvent l'affluence des sucs nutritifs ne pouvant être employés à la conformation de l'ongle, ils se déposent dans les angles ou à l'extrémité, et s'y corrompent au point de faire tomber l'ongle en pourriture ; de manière qu'il se trouve dessous une poussière grisâtre, ou une matière gélatineuse qui hâte leur destruction. Tels sont les principaux vices de conformation qui affectent les ongles.

Les accidens qui arrivent aux ongles des pieds, et qui ne sont pas vices de conformation, sont de deux sortes : lorsqu'ils tombent dessus quelque corps pesant, ou lorsqu'en marchant ou courant, on éprouve un choc contre un corps solide.

Dans le premier cas, il est rare que le coup reçu ne cause la chute de l'ongle, parce qu'il se fait en dessous une extravasion de sang qui entre en fermentation avec une douleur si forte, que souvent l'orteil est attaqué d'une inflammation considérable et d'un gonflement extraordinaire : la douleur devient alors absolument insupportable, de manière à falloir y appliquer le cataplasme, n.° 7 ; mais si le coup n'est pas considérable, il se formera simplement un échimose, ou un dépôt de sang sous la peau à la racine de l'ongle.

Dans le second cas, lorsque l'on se heurte, il est rare que tous les orteils reçoivent le choc ; il n'y a que le gros orteil qui soit dans ce cas. Si le coup était considérable, il pourrait causer la chute de l'ongle ; mais il s'en reproduit un nouveau.

Si l'ongle a peu de consistance, il fera moins d'efforts dans le choc ; il se détachera seulement de sa racine quelques-unes des lames qui entrent dans sa composition : alors, ces lames détachées du corps de l'ongle, ne croîtront plus avec lui ; mais elles croîtront dessous, et au lieu de prendre la forme plate ordinaire, elles prendront la forme pyramidale, en croissant avec effort sous l'ongle, ce qui devient fort douloureux, quoiqu'il ne paraisse souvent rien extérieurement.

Il arrive aussi qu'un choc violent peut désunir toutes les lames de l'ongle, lors même qu'il est bien constitué. Cette dépression changeant totalement de forme, il ne croît plus en longueur ; j'en ai vu s'élever jusqu'à la hauteur d'une grosse noisette, et formant la griffe ou une petite corne d'agneau, ce qui gêne beaucoup dans la chaussure (1).

En général, les accidens qui arrivent aux ongles sont très-douloureux, et demandent à être soignés promptement et avec connaissance de cause ; mais avec du soin, il est possible de les guérir parfaitement tant que l'âge et les humeurs le permettent.

ARTICLE IV.

Des moyens de remédier aux vices de conformation des Ongles.

Les moyens de remédier aux vices de première conformation, sont, en général, de réformer leur première manière de croître, pour leur donner la meilleure forme possible.

Il arrive très-souvent que l'ongle du gros orteil venant à s'engager dans les chairs par l'un ou l'autre côté, produit dans cette partie des douleurs très-vives, de l'inflammation, et rend la marche très-difficile. Pour y remédier, on fera tremper les ongles dans l'eau tiède environ une demi-heure,

(1) Cette sorte de croissance n'arrive ordinairement qu'aux ongles des personnes avancées en âge ; on en voit aussi à des jeunes gens.

et jusqu'à ce que l'ongle soit ramolli ; ensuite on le ratissera, soit avec un instrument commode, soit avec du verre, afin de l'amincir; après on le soulèvera légèrement avec une sonde en argent, s'il est possible, et l'on poussera, avec cette même sonde, un peu de charpie entre l'ongle et la chair, à l'endroit où l'on sent de la douleur. On pansera avec du vin chaud et du sucre ; on réitérera ce pansement le lendemain, si la douleur était toujours la même, ce qui est fort rare.

Si cependant ces moyens étaient insuffisans, on en viendrait à l'opération, qu'on exécuterait de la manière suivante : après avoir fait tremper les pieds pour ramollir l'ongle, on introduit, avec circonspection, une des branches des ciseaux sous la portion de l'ongle engagée dans la chair ; on la coupe, et on la tire après doucement avec des pinces, si elle ne vient pas d'elle-même.

On se sert avec plus d'avantage, pour cette opération, quand les ongles sont forts, de pinces anglaises, dont les tranchans viennent perpendiculairement l'un sur l'autre, en divisant d'un seul coup la partie, ce qui épargne beaucoup de douleur; on applique ensuite, sur cette partie, de la charpie fine, ou des compresses trempées dans l'esprit-de-vin ou de l'eau de chaux, qu'on aura soin d'humecter pendant la journée, et l'on se reposera.

Il n'arrive pas toujours qu'en emportant la partie

de l'ongle avec des pinces ou des ciseaux, on parvienne à l'empêcher de croître de cette manière ; mais pour en prévenir le retour, on amincit l'ongle dans son milieu avec du verre ou un instrument, jusqu'à ne laisser qu'une pellicule fort déliée ; on soutient l'ongle avec un peu de charpie, et on le conduit autant qu'il est possible.

Dans tous les accidens qui arrivent aux ongles des gros orteils, il y a à craindre l'allongement des chairs baveuses et des champignons très-difficiles à résoudre, parce que les humeurs se portent naturellement à cette patrie.

On emploie, pour les manger, de la charpie râpée, que l'on saupoudre d'un peu d'alun calciné, ou de trochiques de minium, ou du précipité rouge ordinaire.

Mais cela demande une grande attention, tant pour l'emploi des caustiques que pour conduire le traitement et dessécher ces parties, qui souvent laissent après la suppuration des eaux rousses qu'il est impossible de tarir.

Il n'y a rien de meilleur, dit le docteur Turner (1), que le précipité rouge ordinaire ; il agit sans causer beaucoup de douleurs, et fait des merveilles ; dans ce cas, j'en couvre ordinairement le fongus ; je mets ensuite un plumaceau chargé de quelque

(1) Page 15, chapitre 5, seconde partie des Maladies de la Peau.

lénitif, et je laisse le tout sur la partie pendant deux jours ; il se fait, durant ce temps-là, une fonte considérable, et j'emporte avec mes ciseaux ce qui ne suit pas l'appareil. J'applique encore du même précipité, si je vois qu'il soit nécessaire, ou je fais usage du nitrate d'argent.

Je détruis par ces moyens, non-seulement l'excroissance dans trois ou quatre pansemens, mais je cicatrise même souvent la plaie sans le secours d'aucune autre application.

La pratique m'a instruit que souvent cet accident avait son principe dans la masse des humeurs, et qu'il était, en quelque sorte, l'écueil des personnes de l'art.

Je n'oserai prescrire aucun remède ni traitement, dans la crainte d'en augmenter le mal, et de causer la carie des os des phalanges ; ce qui arriverait, si on se trompait sur la cause du mal et sur le traitement.

J'en ai beaucoup suivis, et j'ai vu qu'un nombre infini de moyens ne réussissait pas.

C'était souvent à l'inspection totale de la personne incommodée, que l'on déterminait le genre de traitement.

Je ne conseillerai jamais à ceux qui font leur état de soigner les pieds, d'entreprendre cette cure, à moins qu'ils n'aient fait les meilleures études de la chirurgie, encore risqueraient-ils leur réputation.

Les vices de conformation des ongles viennent, comme je l'ai déjà dit, de ce qu'il leur afflue plus de substance qu'ils ne peuvent en employer à leur accroissement.

Ce superflu se dépose dessous les ongles ou à leur extrémité, et les force à bomber et à se recoquiller; alors ils deviennent scabreux; les moyens les plus certains que je puisse indiquer, c'est de les diminuer dans toute leur superficie; cela les affame, et les oblige d'employer utilement toutes les substances qui se portent à leur accroissement.

Je puis même assurer que, dans tous les cas, on obtiendra de grands soulagemens des douleurs que l'on éprouve aux ongles, telles qu'elles soient, en les ratissant avec du verre ou une lime douce.

Si le vice d'un ongle était de se porter tout d'un côté, il faudrait retrancher la partie excédente avec un instrument tranchant qui pourrait piquer l'orteil voisin, et ensuite, avec le même instrument, le découvrir du côté opposé à sa croissance, parce qu'alors cette croissance se portera du côté retranché, et si l'on parvient à le mettre en forces égales, il se tiendra au milieu de l'orteil.

Il est fort rare que l'on soit obligé de faire tomber les ongles, parce qu'ils ne reviennent pas mieux conformés : il n'y aurait que pour ceux qui tombent en pourriture, et sous lesquels il se trouve une poussière grisâtre, ou une matière glutineuse infectée, que l'on pourrait employer ces moyens.

Pour faire cesser la pourriture, et obtenir un cal qui tiendrait lieu d'ongle, on l'obtiendra en le lavant souvent avec l'eau de chaux.

Après avoir bien examiné s'il n'y a pas de dangers d'ouvrir une nouvelle route à la nature, soit par la faiblesse du tempérament, soit par l'âge ou le vice des liqueurs, on s'y prendra de la manière ci-après.

Premièrement, il faut amincir l'ongle avec un instrument commode, ou le ratisser avec du verre, ou le râper avec une râpe fine s'il est assez sec; ensuite, avec une lime douce, l'unir et le rendre le plus mince possible; ensuite y appliquer dessus le remède, n.° 16, et dans le cas où il ne se détacherait pas, un petit emplâtre vésicatoire achevera sa chute; ou tout simplement après l'avoir aminci, appliquez-y dessus un onguent composé d'autant d'onguent rosat que de cantharides.

Après la chute de l'ongle, il faut laver la partie avec du vin chaud, dans lequel on aura fait bouillir un gros de noix de cyprès, autant de noix de galle et d'écorce de grenade, y ajouter un peu de sucre pour corroborer la partie, et aussitôt que le nouvel ongle commence à paraître, il faut aider sa croissance avec le cataplasme de quinte-feuille, n.° 14.

ARTICLE V.

Des moyens de guérir les accidens qui arrivent aux Ongles.

Dans les accidens qui arrivent aux ongles, si une pression constante avait causé le gonflement et l'inflammation des chairs de l'orteil, il faudrait y appliquer sur l'ongle un emplâtre de mucilage, et sur les parties enflammées, le cataplasme, n.° 17.

Souvent l'ongle empêche la résolution; alors on est obligé de l'extirper : c'est une opération cruelle, et jamais il ne revient bien fait.

S'il se fait un dépôt de sang extravasé, ou d'une matière nuisible, sous la peau et aux racines des ongles, il faut l'ouvrir au plutôt pour donner issue aux matières, dans la crainte qu'elles ne dérangent les racines et l'accroissement de l'ongle; on lave ensuite la partie avec du vin chaud et du sucre; on y applique une compresse, et on l'enveloppe. Il se forme une croûte, qu'il faut laisser jusqu'à ce qu'elle tombe d'elle-même, ce qui ne tardera pas à s'opérer.

Fabrice Hildan (1) rapporte la guérison d'un ulcère invétéré au gros orteil, causé par la pression d'une partie de l'ongle.

Un jeune homme de Zurich, dit-il, eut le gros orteil meurtri; il y vint inflammation, et puis ulcère, lequel ne put être guéri par aucun remède.

---

(1) Observation 12, liv. 3 des Ulcères.

Le doigt était enflé et enflammé, avec une excroissance de chair qui était plus grosse qu'une fève, et couvrait quasi la moitié de l'ongle.

On avait voulu ronger avec les caustiques; mais ce qui avait été consumé le jour, revenait la nuit comme un fongus.

Après avoir cherché ce qui pouvait empêcher la guérison, il aperçut que l'ongle était séparé de la chair dessous cette excroissance, et piquait sans cesse la chair saine vers la racine de l'ongle, ce qui causait de la douleur, et attirait la défluxion.

Ayant donc reconnu la cause, et ayant purgé et saigné au bras du même côté, il mit sur l'excroissance de la poudre d'alun brûlé, et sur le doigt et tout le pied un cataplasme rafraîchissant pour apaiser la douleur. Voici la composition de ce cataplasme, n.° 18.

Ces moyens firent désenfler la partie et apaisèrent la douleur, et l'excroissance diminua aussi un peu; de sorte que l'ongle qui était séparé de la chair, et que cette excroissance couvrait, commença à paraître, et l'ayant coupé avec les ciseaux et le scapel, et saupoudré d'une poudre dessicative, n.° 19, il appliqua dessus l'emplâtre de diapalme, et il fut bientôt guéri; ce qui doit nous apprendre, dit-il, à connaître principalement la cause du mal avant de commencer aucun traitement sérieux.

Quand il survient inflammation subite au pouce

du pied, un gonflement considérable, et même suppuration, il faut être assuré qu'il y a une portion d'ongle engagée dans les chairs, qui irrite continuellement ces parties; car souvent soi-même, à la plus légère douleur, on emporte avec des ciseaux une portion de l'ongle, ce qui soulage à l'instant; mais comme on est mal à l'aise pour opérer, on en laisse exister une autre portion vers les racines, et l'ongle croissant pousse cette partie, comme une épine, dans les chairs, ce qui cause la douleur, l'inflammation et la suppuration.

Après s'être assuré de l'endroit où existe cette portion d'ongle, il faut la couper avec des pinces et la tirer adroitement; s'il y a suppuration, il faut seulement, pendant vingt-quatre heures, mettre un emplâtre de diachilum gommé, et tout autour du pouce un cataplasme de mie de pain et de lait, qu'il faut renouveler autant que besoin, n.os 7 et 8.

Souvent on reconnaît l'endroit où est la portion d'ongle; mais la partie est si douloureuse, qu'il est impossible de l'attirer sans une grande douleur, et sans risquer de piquer quelque partie nerveuse, et ouvrir la route d'un écoulement dangereux; dans ce cas, il vaut mieux appliquer entre l'ongle et les chairs un emplâtre de diachilum, et sur toute la partie enflammée, un cataplasme de mie de pain et de lait, qu'il faut renouveler souvent dans la journée ; au bout de vingt-quatre heures, on peut tirer la portion d'ongle.

Quand l'inflammation est dissipée, on cesse les cataplasmes, et on panse avec du vin chaud et du sucre pour corroborer, et un peu de charpie râpée, une compresse par-dessus, que l'on imbibe souvent d'un liniment ou de l'huile judaïque, et quand les chairs sont en état, on ne met plus que de la charpie râpée pour dessécher. Presque toujours l'épiderme se dessèche et meurt ; il faut le détacher doucement, et particulièrement entre les chairs et l'ongle, ou il le gênerait si on le laissait, et causerait une grande et cruelle douleur si on le tirait avec force.

Ne perdons pas de vue qu'il n'est pas de petits maux aux pieds par toutes les raisons que j'ai ci-devant dites ; dans le cas des accidens ci-dessus, il faut s'abstenir absolument de marcher et mettre ses pieds sur quelque chose d'élevé, afin d'éloigner les humeurs qui se porteraient volontiers dans cette partie, autrement on risquerait, ou un ulcère dangereux, ou des chairs baveuses ; ce qui, comme je viens de le dire, est en quelque sorte l'écueil de l'art, tandis qu'avec les précautions que j'indique, c'est environ l'affaire de huit jours, et souvent de moins si l'opération est faite à temps.

Toutes les fois qu'il sera tombé quelque chose de pesant sur les orteils, après avoir mis les pieds dans l'eau froide, il faut appliquer sur la partie une pâte composée de la manière ci au n.° 20.

Dans le cas d'un choc, comme je l'ai dit, lorsqu'il se détache des superfluités qui prennent la forme pyramidale, et croissent au milieu de l'ongle avec efforts et douleur, il n'y a pas de moyen plus certain de les guérir que de les extraire avec un instrument commode à cet effet.

C'est le plus commun des accidens qui arrivent aux ongles : on lui donne le nom de cor sous l'ongle (1); c'est là le triomphe des charlatans, parce que ces cors étrangers sont assez faciles à extraire, et qu'aussitôt qu'ils sont extraits, la douleur cesse comme par enchantement s'ils sont bien emportés.

Il faut remarquer, comme je l'ai dit, que les ongles sont environ quatre mois à se renouveler; que ces cors étrangers se détachent de la racine de l'ongle, et croissent dessous en végétant; en sorte que souvent la douleur ne se fait sentir qu'environ deux mois après le coup reçu, et qu'il est impossible de les extraire par l'extrémité de l'ongle, sans couper de la chair vive; alors on est obligé de percer l'ongle à l'endroit de ces cors étrangers, et de l'extraire par ce moyen; ce qui n'est aucunement douloureux, parce que ces cors étrangers passent, comme un coin, entre les chairs et l'ongle : on remplit le trou fait à l'ongle avec

---

(1) Ptérygion ou excroissance de chair qui se fait sous l'ongle.

de la charpie râpée et imbibée de quelque spiritueux, comme l'huile judaïque au formulaire. (Laforest.)

CHAPITRE XII.

Du soin des Pieds des personnes qui fatiguent.

Comme les soldats, les vogageurs, les colporteurs, les domestiques, les rouliers et les blanchisseuses, etc. etc., tous doivent se tenir en garde contre leurs chaussures; car elles sont souvent mal faites pour leurs pieds, ce qui peut contribuer à leur faire du mal : telle est leur position; car quand on voyage, l'on ne trouve point de chaussures telles qu'on les désire, malgré que l'on pût bien les payer. Celui qui a ses pieds sensibles, est souvent obligé de prendre des souliers forts; celui qui a ses pieds larges, est obligé de prendre des chaussures étroites; et c'est ici le cas de dire : On fait comme les apôtres; l'on prend ce que l'on trouve; nécessité n'a point de loi, et l'on ne peut pas voyager long-temps nu-pieds.

Les soldats sont toujours chaussés sans prendre mesure, et le fournisseur qui leur donne leurs chaussures à vue d'œil, ne s'informe pas si elles vont bien ou mal; mais ceux qui rencontrent des ssouliers qui ne conviennent pas à leurs pieds, doivent s'adresser, s'il leur est possible, au maître cordonnier du régiment, et le prier de leur changer les chaussures moyennant une rétribution convenable et selon leurs moyens, ou faire un échange avec un camarade pour se ranger tous les deux en bien pour la même difficulté, et leur chefs doivent les autoriser et même les engager à cela, parce qu'il est désagréable pour eux de voir leurs soldats bien propres et mal chaussés; ils devraient même veiller à ce que leurs soldats fussent chaussés convenablement à leurs pieds, je veux dire, les semelles aussi larges que leurs pieds, parce que l'état de soldat est un état de fatigue, surtout en campagne, et que s'il n'est pas bien chaussé, il ne peut pas bien faire son service. Quand il est en garnison, il ne peut pas être bien pour se présenter à une parade, où l'on montre son orgueil et l'orgueil des chefs, chacun selon son grade. Il faut savoir qu'un soldat a toujours bonne tournure lorsqu'il est bien coiffé, bien chaussé et bien guêtré, le tout proprement.

S'il est en campagne, et qu'il soit mal chaussé, la moindre marche le fatigue beaucoup, le rend mou; en deux mots, le dégoûte et l'intimide; mais s'il est bien chaussé, il est plus hardi, plus vif, plus courageux; il marche avec plus d'intrépidité sur ses ennemis, et le peut faire de même quand ses chefs le lui commandent; et quand il faut changer de garnison, ils en font le voyage bien plus lestement.

Messieurs les compagnons qui voyagent doivent aussi avoir soin de leurs pieds, par les chaussures, comme les soldats, et une attention des plus importantes. Comme les compagnons et autres voyageurs ne marchent pas par étape, et qu'ils sont, il faut le dire, en marche forcée; s'il y en a qui ont des pieds assez rustiques pour supporter les fatigues de la marche sans en être blessés ni par la sueur, ni par des ampoules, il y en a d'autres que la moindre marche les incommode beaucoup; dans l'un et l'autre cas, ceux-ci doivent avoir le soin, avant de se mettre en route, de se munir de vieux chiffons pour s'envelopper les pieds partout où ils sont sujets à ressentir des souffrances, soit d'échauffemens ou autres incommodités; ils doivent aussi avoir de petites bandelettes de vieux linge pour se mettre entre les orteils, et faire de petits rouleaux de charpie roulée comme des mèches de chandelles, pour mettre par-dessous lesdits orteils, afin qu'en marchant tous ces linges étenchent une grande partie de la sueur qui croupirait dans les souliers, et qui brûlerait les peaux des pieds, les excorierait, ou du moins y feraient des ampoules: l'on doit avoir des chiffons pour deux ou trois rechanges. A cet effet, et chaque soir, l'on lave ou l'on fait laver ceux que l'on a salis dans la journée; on les fait sécher au chauffoir la nuit ou le jour sur le sac. Il faut que les chaussures soient assez larges sur le devant des pieds, afin que le contenant soit plus grand que le contenu. Ce que je conseille ici doit servir pour les militaires et autres personnes qui se trouveront dans ces mêmes cas. Pour savoir comment il faut les souliers, lisez à l'article de la chaussure, ce qui la concerne.

S'ils ont des cors, ils verront aussi leur article, ou d'autres maladies qu'il est inutile de répéter, puisque les soldats et les autres nommés ci-dessus sont des hommes comme les autres; les mêmes raisonnemens et les mêmes soins peuvent leur servir; il n'y a de différence entre le soldat et le bourgeois que par les habillemens, et du soldat au général que par les signes des grades qu'ils ont. Tous sont égaux par la nature; je pourrais rapporter ici beaucoup de raisonnemens dans cette partie; mais je me bornerai à recommander simplement qu'il faut avoir les pieds bien propres avant de les exposer à la fatigue, sans pour cela les affaiblir par des bains trop réitérés, ni même y rester trop long-temps dedans. Quand on est fatigué, et que l'on veut se les laver, on fait chauffer de l'eau propre, l'on y fait dissoudre un bon morceau du savon des blanchisseuses et une bonne poignée de sel marin; on la vide dans la baignoire pédiluve, que l'eau puisse monter tout au plus jusqu'à demi-jambe; l'on y restera dedans un demi-quart d'heure, ou tout au plus un quart; l'on fait cela le soir avant de souper, et l'on se couche sans faire d'autre fatigue après son repas.

CHAPITRE XIII.

Des Verrues.

ARTICLE PREMIER.

De leur Nature et de leurs Causes.

Suivant Galien (1), les verrues sont une matière hétérogène et contre nature, qui se trouve poussée, avec violence, vers la peau par la force des facultés internes; d'où il faut conclure qu'elles sont de la nature de tous les autres boutons ou pustules qui paraissent sur la peau.

Suivant Juncker, les verrues sont des excroissances extraordinaires des fibrilles nerveuses de la peau, qui s'attachent surtout au visage et aux mains. Les principes de toutes ces excroissances procèdent d'une humeur grossière et mélancolique, ou flegmatique salée, et convertie en mélancolie, qui

(1) *Lib.* 2 *de Morbo.*

destituée de circulation, s'épaissit insensiblement, et forme ces callosités qu'on appelle verrues. Ces sortes d'incommodités ne produisent aucune douleur; en leur laissant un libre cours, elles défigurent seulement la partie qui en est affectée.

Ce qui distingue les verrues des cors, c'est que ceux-ci ont leur base beaucoup plus large au fond de la peau, et très-petite à leur extrémité, tandis que les verrues ont une surface plus ou moins large au niveau de l'épiderme, et qu'elles forment une espèce de pivot. J'ai dit qu'elles ne causaient aucune douleur; mais celles situées à la plante des pieds sont très-douloureuses, parce qu'elles sont continuellement macérées dans la marche, et souvent elles sont unies à des durillons-cors, principalement quand leur siége se trouve aux positions des n.os 7 et 8 de la figure 3.me, planche 3.me, c'est-à-dire, au pied renversé.

On compte plusieurs sortes de verrues, qui toutes procèdent du même principe; il n'y a de différence que dans l'espèce, ce que je vais faire en sorte de développer le plus clairement qu'il me sera possible.

Les verrues sont différenciées quant à l'espèce, et elles le sont également quant aux effets : les anciens ne s'accordent pas avec les modernes sur leur nom, leur nature et leur cause; c'est pourquoi je ne parlerai ici que des plus connues.

Les verrues proprement dites sont de trois espèces ; savoir, les rondes, les plates et lés pendantes ; elles s'attachent plus aux mains et au visage, qu'aux pieds.

Les rondes, qui sont les plus ordinaires, ont une tête semblable à celle d'un petit porreau ; c'est aussi la raison pour laquelle on leur a donné le nom de cette plante, et parce qu'elles s'attachent à la peau par de petits filamens.

Les plates ont une base moins élevée que les précédentes, mais elles sont beaucoup plus larges ; on les nomme en latin (1), verrues des fourmis ou verrues basses, parce qu'en coupant leur superficie, on éprouve des douleurs picotentes, semblables à celles que causent ordinairement ces sortes d'insectes.

Celse prétend qu'elles s'attachent plus volontier à la peau de la main (2) et à la plante des pieds, comme je l'ai remarqué, ayant souvent vu de ces verrues à la position dont je le dis plus haut, à la plante des pieds, où elles causent de très-grandes douleurs.

Les pendantes ont une élévation sur la peau ; on les nomme, par cette raison, verrues

---

(1) Verrucea formicaria.

(2) Au-dessus des mains et sur toutes les positions des doigts jusque sous les ongles.

pendantes (1) : celles-ci naissent ordinainairement aux mains des enfans, et tombent d'elles-mêmes.

On met encore au rang des verrues différentes espèces de condilomes, tels que les fics, les marisca, les crêtes et les thimus; on y met aussi différens tubercules, comme le charbon, le furoncle et les bourgeons, le nolimétengère, le ptérygion, et enfin des taches à la peau, comme les alphos, le mélas et la lucée; mais je m'en tiendrai aux verrues proprement dites.

ARTICLE II.

Du traitement des Verrues.

On connaît deux manières de traiter les verrues; savoir, l'extirpation ou l'application des remèdes extérieurs. Le docteur Turner en distingue trois, le cautère actuel ou potentiel, l'incision et la ligature.

Ces différens traitemens ont lieu suivant les différentes espèces de verrues ; mais il faut, avant tout, examiner si l'excroissance n'est point accompagnée de quelque vice malin qui puisse la faire devenir cancéreuse; dans ce dernier cas, les signes diagnostics sont un picotement continuel et une douleur extraordinaire dans la partie affligée.

(1) Verrucea pensiles ou acrocorda.

Il faut examiner, en second lieu, sur quelle partie la tumeur est située, afin de pouvoir déterminer le genre de traitement que l'on peut employer, autrement on exposerait le malade aux accidens dont il est parlé au chapitre des cors.

Les verrues rondes et les pendantes étant à peu près semblables, se traitent également lorsqu'elles sont situées avantageusement, c'est-à-dire, lorsqu'elles ne se trouvent point placées dans les jointures des phalanges. On peut employer la ligature, et l'extirpation peut s'en faire sans laisser à craindre des fluxions ; pour y parvenir, il faut lier la verrue, dans sa racine, avec un crin ou du fil ciré, et serrer par degrés autant que le malade peut le supporter.

Alors les sucs qui se portent dans cette partie étant interceptés au moyen de la ligature, il est sans difficulté que les verrues doivent se dessécher et tomber d'elles-mêmes.

Pour opérer une chute plus prompte, il serait extrêmement dangereux de les frotter avec de l'arsenic ou du sublime corrosif.

On peut, lorsque la verrue est tombée, toucher la racine avec quelque excarotique, ou simplement avec une aiguille rougie au feu, ou bien se servir du nitrate d'argent ou de l'eau-forte bien concentrée ; mais il faut être prudent, et la couvrir avec de la toile d'araignée ou autres enveloppes.

On peut employer l'incision pour traiter les

verrues de la même espèce ; cette opération se pratique en les coupant au niveau de la peau ; mais alors il est nécessaire de cautériser la partie avec le nitrate d'argent, pour dessécher radicalement les racines, au lieu que la ligature ne peut que rarement l'emporter toute entière.

On peut les enlever encore de la même manière que les cors, en les cernant légèrement tout autour avec le bistouri ; mais cette opération ne se doit confier qu'à une personne expérimentée, si on ne veut pas s'exposer au danger qui pourrait résulter de l'inexpérience du praticien.

Les verrues basses ou verrues de fourmi, qu'on nomme mermecia, sont encore plus difficiles à emporter que les précédentes, par la raison qu'étant moins élevées sur la surface de la peau, les racines en ont plus de profondeur ; sur cela, plusieurs auteurs sont d'avis de les cautériser, et ils emploient à cet effet les excarotiques les plus violens, tels que le soufre, la pierre infernale, le sublimé corrosif ; mais ce genre de traitement est trop dangereux pour pouvoir être conseillé ; je vais en citer un exemple rapporté par Turner (1).

Une fille fort incommodée des verrues, et sensible aux reproches de malpropreté qui lui furent faits à cet égard, s'adressa, pour s'en faire délivrer, à

(1) Turner, chap. 5, 2.me partie, pages 26 et 27 des Maladies de la Peau.

un barbier qui, pour un demi-écu, en entreprit la cure; pour y réussir, il en entoura d'abord plusieurs de terre glaise, couvrit leurs têtes avec du soufre, auquel il mit le feu avec une allumette.

La courageuse fille, remplie du désir de se voir délivrée de cette difformité, supporta la douleur en héroïne, et dit même au barbier de continuer à brûler ces excroissances s'il le croyait nécessaire; mais cet empirique l'ayant assurée que celles-là étaient suffisamment brûlées, il lui ordonna seulement de mettre à la place de la terre glaise, un peu de beurre frais, et de revenir le lendemain pour en entreprendre d'autres.

Cette malheureuse fille fut tourmentée par la soif et la chaleur durant toute la nuit, qu'elle passa fort inquiète; elle trouva le matin sa main et les bras enflés jusqu'à l'épaule, avec douleur et inflammation.

Dans cet état, elle envoya chercher le barbier, qui, fort surpris de l'accident, fut chercher un chirurgien, qui, un peu moins ignorant que lui, fit une embrocation sur le bras avec de l'huile rosat, et y appliqua le cataplasme de mie de pain et de lait sur le dos de la main; la douleur fut adoucie, et la tumeur désenflée par cette méthode, mais continuant, après la chute des escarres, les applications graisseuses.

On vit alors les tendons découverts, dont deux des articulations des phalanges se corrompirent comme l'auraient fait les ligamens et les cartilages, si une personne plus expérimentée n'eût été appelée ; mais le mal était fait. Malgré tous ses efforts, une des articulations resta gênée, et une autre presque sans mouvement.

Il paraît assez clair que la tumeur et l'inflammation du bras furent occasionées par la grande sensibilité des jointures des doigts que l'opérateur ne distingua point des parties charnues et moins sensibles, ni à l'égard de la dose du soufre, ni à l'égard du pansement.

ARTICLE III.

Des différens moyens de guérir les Verrues.

Rhazis prétend que pour résoudre et dessécher les verrues, il faut les frotter avec des feuilles de câprier ou des carobes humides, jusqu'à parfaite guérison.

D'autres conseillent d'appliquer dessus des feuilles pilées de mille feuilles d'herbes à Robert, de pourpier des Indes, de grande scrophulaire, de la verrucaire ou herbes aux verrues, dont on distingue la grande et la petite, qui naissent toutes les deux le long des chemins, et des lieux incultes et sablonneux ; chacune de ces herbes pilées peuvent s'appliquer ensemble ou séparément.

Leur vertu est de relâcher les parties et de résoudre les humeurs épaissies ; elles peuvent s'employer sans aucun danger.

Le suc d'alleluïa ou trifolium acétosum, qui croît dans les forêts, celui de tithymale ou le lait de figuier, peuvent aussi s'employer; ils ont cependant une vertu corrosive qui peut attaquer les peaux délicates; mais les inconvéniens se borneront à très-peu de chose.

On prescrit aussi un cataplasme composé de fiente de chèvre, de vinaigre, de nielle pilée, qu'on applique sur les verrues.

Différens auteurs conseillent de les frotter avec de vieux levain de seigle, délayé dans du lait de figuier et de tithymale.

On se sert encore d'un liniment composé de la manière suivante, aux n.os 21 et 22.

La méthode des anciens s'exécute par les caustiques et par les acides, et c'est celle qui m'a toujours réussi; elle demande des connaissances sur l'état de la verrue; mais il s'en trouve peu qui ne puissent être guéries par ces moyens. Les verrues étant, comme je l'ai dit, l'assemblage de plusieurs fibrilles de la peau, il ne faut que corroder ces fibrilles et les désunir, et lorsqu'on est parvenu à ce point, les verrues périssent et tombent en poussière.

L'eau-forte (1) m'a toujours réussi sans inconvéniens, étant appliquée prudemment; pour l'employer, on trempe la pointe d'un cure-dents ou une

---

(1) L'acide nitrique bien concentré.

petite paille percée dans l'eau-forte la meilleure possible ; l'on en laisse tomber la première goutte, qui serait trop considérable ; l'on pose ensuite la pointe du cure-dents au milieu de la verrue ; le peu d'eau-forte qui s'y trouve fermente et désunit toutes les parties de la verrue. On réitère cette opération deux fois par jour, et lorsqu'on s'aperçoit que la verrue se désunit, il faut quitter l'usage de l'eau-forte, et la verrue tombera d'elle-même.

L'huile de tartre, par défaillance, opère la même chose, mais l'effet en est plus long ; il faut observer de ne toucher que les plus grosses verrues ; si les mains en sont remplies, les petites suivront la chute des autres.

Galien parle d'un homme qui ne les guérissait qu'en les suçant avec les lèvres, ce qui les rendait assez éminentes et assez lâche pour pouvoir être arrachées avec les dents. Cette manière de les guérir est beaucoup moins douloureuse, et n'est susceptible d'aucun des inconvéniens auxquels on s'expose par l'usage imprudent que l'on peut faire des caustiques.

Il ne suffit pas d'employer simplement les remèdes indiqués, pour en obtenir la guérison qu'ils doivent opérer ; il faut encore mettre en usage différens moyens que l'intelligence seule de l'opérateur peut déterminer, soit pour hâter la guérison, soit pour en éviter les douleurs ; par exemple, en touchant avec l'eau-forte les verrues basses à la plante des pieds au moment de la désunion des fibrilles, on éprouverait de la douleur, ou il faudrait ne point marcher; alors on met dans les souliers une semelle de chapeau ou de buffle, à laquelle on fait un trou à l'endroit de la verrue (1), et assez grand pour la contenir; par ce moyen on a le double avantage d'éviter la douleur, et d'empêcher la verrue de prendre de l'accroissement. Le même moyen peut s'employer pour soulager les durillons de la plante des pieds, et même les cors.

Or, il y a plus d'erreurs populaires sur les traitemens des verrues, que des moyens assurés de les guérir.

Chacun a son erreur, et il ne faut que les examiner pour s'en convaincre.

En voici quelques-unes : tremper ses mains dans l'eau d'un bénitier à l'église, les frotter avec de la bourre qu'il faut trouver dans la rue; ouvrir une pomme, frotter les verrues avec son milieu, la rejoindre et la mettre pourrir dans le fumier, de même avec du veau ou du lard; laver ses mains dans le sang d'un cochon de lait, et autres remèdes à l'infini.

Cependant il est possible que tout ce qui fric-

---

(1) On peut faire usage d'un rondelet, figures 4, 7 et 8 de la troisième planche.

tionne produise de bons effets, puisque les verrues sont formées en pivot, et qu'il ne faut que les désunir, ce qui peut se faire en les frictionnant, et tombent d'elles-mêmes.

Que le vulgaire ait adopté des erreurs, qu'elles se soient répandues dans le public, que l'on en adopte l'usage, cela paraît possible ; mais que des auteurs respectables aient donné les leurs, cela paraît étonnant.

Et Muller dit avoir fait usage de l'usnée humaine ; c'est une espèce de mousse verdâtre qui croît sur les crânes des personnes mortes d'une mort violente, et exposée à l'air ; il prétend qu'en appliquant cette mousse sur la verrue, elle sera guérie en peu de temps.

Mais le remède le plus extraordinaire est celui que prescrit Junker, page 241. Il faut, dit-il, prendre un fil de la chemise d'un pendu ou d'un mourant, et le prendre dans un endroit imbu de sueur, par exemple, sous les aisselles ; faire à ce fil autant de nœuds que le malade a des verrues ; frotter une de ces verrues avec un des nœuds, ensuite enterrer le fil dans un endroit humide, par exemple, sous une gouttière, et les verrues tombent à mesure que les nœuds se pourrissent. Junker assure que ce remède lui a parfaitement réussi, de même qu'à tous ceux qui ont été dans le cas d'en faire usage.

Je veux le croire ; mais il semble qu'il faut une grande foi pour se le persuader.

Au reste, l'expérience n'est ni coûteuse, ni difficile à faire ; toute la difficulté consiste à savoir quel rapport il peut y avoir entre un pendu et une verrue, et que peut, en pourrissant, un fil avec des noeuds.

Je pourrais rapporter une infinité d'autres remèdes indiqués par différens auteurs, et qu'ils reviennent tous à peu près au même ; mais j'en ai déjà trop cités : j'observerai seulement que les caustiques sont les meilleurs, et opéreront plus promptement la guérison, et ne feront aucun dommage à la peau ; mais toute sorte de personnes ne doivent pas se charger de se les administrer ; pour cela, il faut se rappeler de ce qui est dit plus haut à ce sujet.

CHAPITRE XIII.

Des Engelures et des Mules.

Les engelures ont pour principe la stagnation du sang, causée par le resserrement des vaisseaux capillaires de la peau, ce qui n'est occasioné que par la rigueur du froid : les humeurs étant ainsi fixées, déchirent et ulcèrent les parties.

Les signes caractéristiques de ce genre de mal, se manifestent ordinairement par une rougeur dans la partie affligée, accompagnée d'une enflure inégale dans la peau, d'une chaleur excessive et d'une démangeaison qui rendent cette incommodité insupportable ; leur siége est ordinairement aux mains, aux doigts des pieds, aux talons, aux coudes, au nez, aux oreilles ; on les nomme mules lorsqu'elles s'attachent aux talons.

Les engelures ne sont pas dangereuses ; cependant quand on n'y porte pas remède de bonne heure, elles deviennent très-difficiles à guérir ; elles peuvent même quelquefois attirer la suppuration et la gangrène dans la partie.

Lorsque cette incommodité se déclare, et que les démangeaisons commencent à se faire sentir, il faut faire usage d'une décoction de l'herbe appelée pied-de-veau, dans laquelle on mêlera une quantité suffisante d'eau végéto-minérale, n.° 22, s'en laver les pieds ou les mains plusieurs jours de suite, et résoudre les humeurs par quelques fomentations pour ouvrir les pores de la peau avant qu'elles soient ulcérées.

On emploie, à cet effet, différens remèdes, tels que la saumure, les bains froids ou la neige, dont on frotte la partie malade : mais ces remèdes ne seraient pas suffisans si le mal était parvenu à un plus haut degré ; dans ce cas, on prescrit différens remèdes, tels que la décoction de navets gelés, le vin bouilli avec le sel et de l'alun de roche, de la farine de seigle réduite en cataplasme, ou du miel de soufre, de l'encens réduit en liniment, avec de la graisse de porc. Turner indique les deux suivans, n.os 25 et 26, au formulaire.

Ce que je prescris ici pour les pieds, convient et peut également s'employer pour les mains. Ceux qui sont sujets aux mules, aux talons, doivent suivre la même méthode pour préservatif, ou faire usage de l'emplâtre de Turner, n.° 23. Il sert en même temps à garantir de la congestiou ou stagnation des humeurs; il faut avoir la précaution de le renouveler sitôt qu'il commence à devenir lâche, et continuer ainsi tant que le froid se fait sentir, tenant les parties chaudement.

Lorsque les engelures, soit des pieds ou des mains, etc. sont ouvertes, on peut employer, avec succès le remède, n.os 23 et 26; on l'applique sur les parties ulcérées.

On doit observer de ne pas se présenter tout à coup à un grand feu lorsqu'on se sent les extrémités affectées d'un grand froid, parce que cela peut augmenter l'engorgement des humeurs, et occasioner de l'inflammation; il faut réchauffer les parties froides par degrés, les laver d'abord avec de l'eau tiède, et ensuite augmenter la chaleur avec des linges réchauffés progressivement.

Les engelures attaquent communément, en hiver, la peau des pieds et des mains; la maladie est évidente par elle-même; la grande rougeur, accompagnée quelquefois de l'enflure inégale de la peau, la chaleur brûlante, la cuison, les fourmillemens, ce sont les démangeaisons qui surviennent au temps froid, aux différentes parties.

Ceux qui ont été sujets auparavant à cette incommodité, ne nous laissent aucun doute là-dessus; elles attaquent aussi quelquefois le visage, le bout du nez, les oreilles et autres lieux du corps, tels que les coudes, les genoux, comme l'a observé Sennert.

Les engelures attaquent le plus communément les enfans et les jeunes personnes : lorsqu'elles viennent aux talons, on leur donne le nom de mules.

La première attention qu'on doit avoir dans la cure, surtout lorsque la peau n'est ni ouverte, ni ulcérée, c'est d'ouvrir les pores de cette dernière pour donner issue à l'humeur arrêtée : on se sert, pour cet effet, d'une fomentation résolutive appliquée sur la partie malade avec des morceaux de flanelle chaude et de l'huile judaïque, n.° 33.

D'autres trempent les parties affectées dans l'eau froide, ou les frottent avec de la neige : cette pratique est employée dans les pays du nord, par ceux qui ont les membres gelés.

Guillaume Fabrice (1) nous dit que les peuples septentrionaux, à leur retour d'un voyage ou de la campagne, ont coutume, avant d'entrer dans leurs chambres à poêles, de frotter avec de la neige les parties gelées, telles que les doigts des mains et des pieds, les oreilles et le nez, crainte

(1) De gangrena et sphucelo.

que, sans cette précaution, ces parties ne se mortifiassent, ou ne tombassent à l'approche soudaine du feu.

Cet auteur donne de cette pratique un exemple bien remarquable qu'il dit lui avoir été rapporté par un seigneur qui, voyageant dans ces climats, rencontra sur le grand chemin un pauvre charretier roide et froid, et paraissant comme mort. On le conduisit, sur sa charrette, au logis le plus proche, dont l'hôte, au lieu de le laisser porter devant le feu, le fit plonger sur-le-champ dans l'eau froide, à la sortie de laquelle il lui fit avaler un verre d'hydromel (1), avec quelques épiceries; après quoi, il fut mis dans le lit, où, ayant bientôt sué copieusement, il revint à lui-même, et se trouva guéri.

Lorsque les engelures viennent à s'ouvrir ou à s'ulcérer, on doit les panser avec le pompholys, ou l'onguent de pierre calaminaire de Turner; qui est dans ce cas un fort bon remède; mais de quelques topiques que l'on se serve, il y a certaines engelures, surtout celles des enfans des gens pauvres obligés à toujours courir, qui ne guériront point avant l'approche de l'été, faute de la régularité du soin.

---

(1) Boisson en usage dans le pays, que nous pouvons remplacer par le vin ou autres liqueurs spiritueuses.

Voici un bon remède pour arrêter le progrès des engelures et mules, n.° 24 :

Vous prendrez une once d'acide muriatique, deux onces d'eau commune ; mêlez-les ensemble, et frottez vos engelures. Le soir, en vous couchant, mettez par-dessus une paire de gants, que vous garderez nuit et jour ; réitérez la friction s'il est besoin, et de même chaque fois que vous serez attaqué de démangeaisons de cette nature.

Il ne faut pas attendre qu'elles soient excoriées, pour en faire usage ; car cela serait douloureux si ce liquide touchait aux chairs vives, sans pour cela être fort dangereux.

On se sert de ce liniment quand les engelures commencent à se gonfler, qu'elles démangent avec une espèce de picotement chaleureux, que l'on s'aperçoit d'une petite inflammation, et les tenir à l'abri du contact de l'air. Si elles sont excoriées, on les oindra avec des cérats de Galien ou de Saturne, celui de Goulard, ou d'autres pommades douces. Les mêmes remèdes servent pour les crevasses et autres gerçures à la peau, ainsi qu'aux mamelons des nourrices ; il faut une grande propreté, les laver souvent avec du vin chaud et du sucre.

Des Echauffemens et Maladies aiguës que l'on ressent, sans apparence de cause, sous la plante des pieds.

Malgré toutes les attentions que l'on peut prendre à soigner ou à se faire soigner les pieds, il arrive quelquefois que des chaussures inconvenantes, ou la marche continuelle, particulièrement dans l'été, produisent des échauffemens dans les parties comprimées, et souvent même des écorchures, ce qui peut aussi provenir d'une sueur âcre et abondante qui, par sa continuité, excorie l'épiderme, et quelqu efois même la peau; pour y remédier, voici ce que l'on doit faire.

Prenez huile rosat, deux onces, et un jaune d'œuf frais; broyez-les ensemble dans un mortier, jusqu'à ce que le tout ait pris une consistance de pommade.

On étendra de cette pommade sur un linge, et en enveloppez les pieds; réitérés pendant quelques jours, cela produit de très-bons effets.

Quelquefois aussi les sueurs et la continuité des compressions des chaussures occasionnent une chaleur excessive à la plante des pieds, et des douleurs si aiguës, que souvent elles empêchent de reposer dans le lit, et même de dormir : voici ce qu'il faut faire.

Il faut prendre une poignée de feuilles de sureau et autant de fleurs, une ou deux poignées de sel marin ou sel commun, en faire une décoction, c'est-à-dire, les faire bouillir ensemble, dans laquelle on fera tremper les pieds, et après les avoir retirés, on appliquera dessus la composition suivante :

Prenez de la mousse verte qui se tient à fleur d'eau, ou de celle qui s'amasse autour des bateaux; fricassez cette mousse avec de la graisse salée de porc, et vous l'appliquerez sous la plante des pieds; il en résultera une guérison radicale. Si l'on n'avait point de la mousse, on pourrait faire avec les feuilles de choux verts, qui feront le même effet. Il faut que cela soit appliqué chaudement, et bien enveloppé; l'on fait ce travail ordinairement le soir.

L'on peut remédier à ces douleurs aiguës de la plante des pieds, en faisant cuire de la cendre avec de l'eau et des choux, et appliquer les feuilles comme ci-dessus est dit.

L'eau de la mer produirait les mêmes effets; l'on peut se la procurer en faisant fondre beaucoup de sel dans bien peu d'eau, et n'y tremper dedans que la plante des pieds à chaud.

Lorsque l'on a coupé ses ongles trop près de la chair, il arrive souvent, surtout à ceux des pieds dont les chairs se boursouflent par-dessus, et se meurtrissent, d'où il en résulte une inflammation et une douleur excessive; souvent même elles sont entamées jusqu'au vif; l'on peut alors y appliquer par-dessus un morceau de poumon de porc, qui dissipera promptement la douleur. Le même remède peut s'employer pour toutes sortes d'écorchures et échauffemens qui surviendront aux pieds, faute de poumon; l'on peut se servir d'un morceau de couenne de porc d'entre le poil et la graisse, c'est-à-dire, de la partie nerveuse de la peau au-dessous de la racine du poil, et elle produira les mêmes effets.

Il y a des douleurs à la plante des pieds qui ont pour cause la transpiration interceptée par l'épaisseur de la peau, ou la fraîcheur de la terre qui a traversé les semelles des chaussures par son humidité spontanée, après une averse de pluie produite par un orage en été, ou l'humidité de l'atmosphère en hiver ou au printemps.

Dans l'un et l'autre cas, le remède sera l'huile judaïque, n.º 33, employée en fortes frictions sur la partie douloureuse. Il sera d'un grand secours contre toutes sortes de sciatiques sur toutes les parties de notre corps ; on pourra de même faire usage du vinaigre contre la goutte, dont la composition est à son article ; de même d'une dissolution de savon blanc avec de l'eau-de-vie, ou simplement avec un peu de lessive de cendres de sarmens, n.º 31.

CHAPITRE XIV.

Des Panaris, des Maladies qui attaquent la peau des mains, des pieds et des ongles.

Nous plaçons parmi ces indispositions, les panaris avec les excroissances douloureuses qui en résultent quelquefois aux côtés et à la racine de l'ongle.

Les panaris sont de deux espèces, les bénins et les malins. Les premiers est une tumeur superficielle et douloureuse qui naît vers les bouts des doigts, après quelque piqûre ou autre accident dans ces parties, par l'occasion d'une sérosité âcre et corrosive qui se ramasse sous la cuticule, y produit une petite élévation, dont la blancheur est la transparence ; l'affluctuation indique le temps de l'ouverture, après laquelle la douleur se dissipe, et la plaie se guérit sans peine si elle n'affecte que la partie charnue du doigt ; mais si le mal va plus loin, il y a souvent à craindre la perte de l'ongle, et plus d'embarras à essuyer à cause de l'excroissance nommée ptérygion qui en est la suite.

Le cataplasme avec la mie de pain et le lait, ou avec la racine de lis, n.° 8, le basilicum ou l'emplâtre de mélilot, sont les topiques ordinaires dans l'espèce bénigne ; on procure, quand il en est temps, la sortie de l'humeur, ou en emportant la peau qui se régénère bientôt par l'application de quelqu'un des épulotiques ordinaires.

Mais l'espèce maligne produite par une humeur beaucoup plus aduste, est d'un caractère extrêmement piquant et corrosif, demande beaucoup plus d'attention que le précédent, et a besoin de toute la prudence d'un praticien expérimenté. L'ignorance du chirurgien, et l'obstination du malade à s'opposer à l'incision jusqu'au périostedans le temps convenable, ont souvent occasioné la gangrène ou la perte de plusieurs phalanges, et même la mort de quelque individu.

Ce n'est pas sans raison que Guidon et Jean de Vigo ont jugé cette maladie mortelle. Pour prévenir cette catastrophe, et sauver la partie affectée, il faut avoir recours aux cataplasmes et aux moyens chirurgicaux. Tout le monde convient que dès que la douleur commence à devenir extrême, il faut, sans attendre aucune fluctuation dans la tumeur, y faire une incision profonde, en évitant, autant qu'il est possible, les tendons et les vaisseaux ; on donne par là issue à la matière corrosive, dont une ou deux gouttes, déposées sur le périoste ou sur l'os même, produisent quelquefois tous les accidens dont nous sommes témoins, et des difformités des ongles.

J'avoue que je ne comprends pas Hildan, lorsqu'il dit (1) qu'en coupant seulement ou emportant superficiellement la peau, on découvrira une tache rouge. Pour moi, je n'ai jamais pu soulager le malade, qu'en incisant plus profondément, et même jusqu'au périoste, comme je l'ai déjà remarqué.

Il serait à souhaiter que la méthode d'Hildan pût toujours réussir et suffire, outre la douleur qu'on épargnerait par là au malade ; on éviterait le danger qui peut suivre l'opération, et le chirurgien aurait beaucoup moins de peine dans la cure : mais je doute fort qu'en coupant ainsi superficiellement la peau même dans le commencement, on découvre toujours la sainie corrosive, ou la tache rouge dont parle cet auteur.

Il arrive souvent que lorsque le panari situé à côté ou à la racine de l'ongle, s'est déchargé de sa matière, il survient aux parties excoriées une chair fongeuse et mouvante qui croît encore si on ne la délivre de la compression, en emportant le bord de l'ongle où cette chair naît. Le même accident est produit par des esquilles, des épingles, des aiguilles, et tout ce qui, s'insinuant au-dessous de l'ongle, y fait solution de continuité. Il survient aussi aux doigts des pieds, à l'occasion des souliers étroits et courts, de tout ce qui comprime l'ongle, et peut le faire recourber dans la chair : on pique,

---

(1) Observat. 100, obs. 97.

on coupe jusqu'au vif ; cette incommodité est nommée ptérygion par les Grecs, raduviæ et excrescentia unguis fungosa par les Latins. Le principal moyen de la détruire, consiste à couper la partie de l'ongle qui, par sa compression, occasionne le mal : cette opération peut se faire quelquefois en introduisant au-dessous la pointe des ciseaux, et emportant ainsi tout à la fois la cause de l'excroissance ; mais si l'obstination du malade, la grande sensibilité de la partie et la présence de la chair interdisent cette voie, on doit commencer par consumer les fongus par quelque poudre cathéristique, ou excarotique doux ; quoique si elle s'élève de la grosseur d'un gros pois ou d'une fève, et que sa base étroite le permette, la voie la plus courte est de la couper, et jeter ensuite sur la racine un peu de vitriol cru, ou la ronger avec la pierre infernale.

Quand cela est fait, on entreprend d'emporter la partie de l'ongle recourbée en dedans ; si l'on ne peut pas encore y parvenir, il faut continuer de ronger le fongus jusqu'à ce qu'il soit suffisamment détruit, et qu'on ait emporté de l'ongle tout ce qui est nécessaire pour qu'il ne s'enfonce pas de nouveau dans la chair.

Il n'y a rien de meilleur pour consumer ces excroissances, que le précipité rouge ordinaire ; il agit sans causer beaucoup de douleur, et fait des merveilles dans ces cas : j'en couvre ordinairement le fongus ; je mets ensuite par-dessus un plumaceau de quelque lénitif (1), et je laisse le tout sur la partie pendant deux jours ; il se fait, durant ce temps-là, une fonte considérable, et j'emporte avec mes ciseaux ce qui ne suit pas l'appareil. J'applique encore du même précipité si je vois qu'il soit nécessaire ; je détruis, par ce moyen, non-seulement l'excroissance dans trois ou quatre pansemens, mais je cicatrise même souvent la plaie sans le secours d'aucune autre application.

ARTICLE PREMIER.

Des Echymoses.

Quant aux échymoses, il faut remarquer que les anciens en font mention de trois principales voies dont le sang peut être extravasé : je veux dire l'anastomose, la diapédèse et le rhixis. Dans la première, ils croient que ce fluide sortait de ses vaisseaux lorsqu'ils n'étaient pas aussi étroitement unis ou anastomosés ensemble tels qu'ils devaient l'être.

Dans la seconde, ils s'imaginaient qu'ils transudaient à travers les tuniques à raison de leur finesse ou de la subtilité du fluide ; enfin, dans le rhixis, qui est la seule voie réelle par où le sang

(1) Ou de mon huile judaïque ; s'il est besoin, on fera usage de l'emplâtre maturatif, n.° 27.

s'extravase, cette liqueur sort de ses vaisseaux à l'occasion de leur rupture produite par des coups de contusions, et cette extravasion est nommée par les Grecs, échymose, par les Latins, sugillatio livor sanguinis effusiot stigmata ou vibices ; si les taches sont petites, si, dans l'échymose, on est appelé avant qu'il y ait eu beaucoup de sang extravasé, ou si celui-ci retient encore sa fluidité de manière qu'il puisse refluer aisément dans ses vaisseaux, ou que la chose soit ainsi ou non, les meilleurs praticiens conviennent que pour prévenir une plus grande extravasion, il faut y appliquer des topiques répercussifs sur l'échymose et aux environs, dans la vue de réprimer l'abord du sang par leur qualité astringente, de prévenir une plus grande fluxion, et de fermer les ouvertures des vaisseaux rompus; après quoi, on peut résoudre ou dissiper, par d'autres remèdes, ce qui reste dans la partie contuse ou offensée.

Mais dans toutes les extravasions considérables, on doit commencer par la saignée, tandis qu'on applique extérieurement des astringens, tels que le bol d'Arménie, la terre sigillée, le sang dragon, les roses rouges, les balaustes, les noix de galle de cyprès, le blanc d'œuf, le vinaigre, l'oxycrat, et par exemple, selon Sennert, n.os 28 et 29.

ARTICLE II.

De la transpiration fétide des Pieds.

Je vais parler de quelques affections qui ont rapport à l'insensible transpiration ; je veux dire les sueurs puantes par toute l'habitude du corps, ou quelques-unes de ses parties, comme les aisselles et les aines, les mains et les pieds, qu'on ne doit arrêter qu'avec beaucoup de circonspection, et les mêmes précautions dont on use dans le dessèchement des cautères, des ulcères anciens de l'humeur de la teigne, et de celle qui coule derrière les oreilles des enfans ; car l'évacuation se fait dans tous les cas, et n'est qu'une dépuration du sang, à l'égard duquel, outre les glandes des oreilles, des aisselles et des aines, chaque pore de la peau est un émonctoire qui tarit ou dessèche les impuretés contractées par nos humeurs ; en sorte que si l'on s'avise d'arrêter de pareilles excrétions avant que d'avoir corrigé l'habitude du corps et les vices des fluides, ou pratiqué ailleurs quelqu'autre égout, il est fort à craindre que le malade ne soit aussitôt mort que guéri.

Un fameux praticien recommande la lotion, n.° 34, pour les sueurs puantes des aines ou des aisselles.

L'auteur de l'hercules medicus, dit que le meilleur remède contre les sueurs puantes des pieds, est de saupoudrer les chaussons avec la poudre de tutie, de pierre-ponce, les cendres de cuivre, les scories de fer ou sa limaille.

Mais que ceux qui voudront faire ces essais, fassent attention à ce qui est dit ci-dessus.

Panarole dit qu'il n'y a pas de plus prompt remède pour arrêter la sueur puante des pieds, que la poudre de myrte répandue dans les chaussons; mais qu'on prenne bien garde de ne pas tomber, par la cure de cette incommodité, dans d'autres bien plus fâcheuses, comme il l'a vu souvent arriver; car cette excrétion garantissant de plusieurs maladies, l'on devrait plutôt l'entretenir, que lui donner la moindre atteinte.

Il faut en corriger l'odeur par des articles de toilette des pieds, n.° 35.

Méthode pour opérer convenablement et avec succès.

Quand nous sommes appelés auprès de quelqu'un qui a besoin de se faire opérer, nous le faisons asseoir sur une chaise ordinaire; nous en prenons une basse pour nous. Dans cette position, la personne opérée se trouve à son aise; elle a sa jambe horizontalement placée sur notre genou. Nous nous mettons, autant que possible, en face du grand jour, de telle manière que nous puissions bien voir la partie malade que nous allons opérer; néanmoins il faut toujours éviter d'être touché par le soleil, qui, en nous éblouissant, nous empêcherait de voir exactement le siége du mal et la partie malade que nous devons opérer. Nous trouvant ainsi placés, nous prenons sur notre genou gauche la jambe du malade; nous prenons son pied de notre main gauche, l'examinons très-attentivement pour découvrir les causes de la maladie. Si la personne nous manifeste quelque crainte, ce qui arrive souvent, nous tâchons de la rassurer, autant qu'il est en nous, sur le peu de danger qu'elle a à courir, comme, dans le fait, il n'y en a aucun si l'opérateur est tant soit peu adroit dans sa partie. Nous excitons le malade à regarder l'opération qui va lui être faite, pour qu'il soit moins craintif; ensuite nous ouvrons notre trousse pour y prendre les instrumens nécessaires, ceux dont nous croyons avoir besoin pour faire l'opération. Qu'ils en aient besoin ou non, nous les passons sur le cuir à affiner le tranchant, et cela doit toujours se faire par esprit de propreté et de sanité; cela fait, nous prenons le pied de la manière la plus commode et la plus convenable; nous prenons l'instrument de notre main la plus dextre, que nous tenons du bout des doigts le plus légèrement possible; nous coupons tout doucement le cal du cor par petits morceaux, aussi minces que possible, afin d'éviter les *tiraillemens* et le *pivotement* du cor, tenant du bout des doigts de notre main non occupée par l'instrument, la peau qui doit être tendue en tous sens, afin qu'elle ne tiraille pas, et que le cor soit assuré à sa place; dans cette position, nous opérons avec sûreté, et afin d'aller encore plus sûrement, nous posons notre bras droit sur notre cuisse droite, qui nous sert de point d'appui. Nous tournons ensuite notre instrument en tous sens pour couper où cela paraît nécessaire, en cherchant toujours le sens de la composition du calus, que nous enlevons feuille à feuille, comme il a été formé, et quand nous avons coupé jusqu'au niveau de la peau, et que nous ne pouvons plus couper à plat avec le coupe-cor, nous changeons, et avec la pointe de ce nouvel instrument, nous tâchons d'enlever la racine au *point noir* que l'on aperçoit au milieu du calus; nous y faisons un petit trou; cela fait, nous coupons les peaux mortes qui formaient le bourrelet tout à l'entour, et par ce moyen, nous parvenons à dégager la partie de tout ce qui la gênait.

Il arrive par fois qu'il se présente quelque petite fibrille de la peau qui entre dans le calus du cor. Lorsque cela arrive, on aperçoit du sang, qui coule comme d'une piqûre de mouche; nous l'étanchons au fur et à mesure que nous le laissons couler librement, afin qu'il ne fasse point d'échymose, ce qui pourrait se tourner en suppuration, ce qu'il faut empêcher. Pour prévenir cette sorte de petits accidens, nous nettoyons bien la partie saignante, et nous l'enveloppons d'un petit linge bien fin, après que nous l'avons enduit d'un peu de pommade aluminée, laquelle, par son acidité astreingente, resserre et dessèche cette petite fibrille vivante qui se trouvait dans le calus, qui donnait du sang sans qu'on s'en aperçût. Cette pommade s'oppose, d'ailleurs, à ce qu'aucune malpropreté s'introduise dans cette partie; car s'il arrive aux pieds quelque petit accident, on le doit souvent à la malpropreté, et presque toujours au défaut de précaution et de soins. Très-souvent un atome de matière hétérogène suffit pour produire une fermentation dans un tube de la peau, ce qui forme un bouton qui nous cause des cuisons et des démangeaisons fort désagréables, dont souvent nous ignorons la cause; et un cor dont la peau est beaucoup plus mince en dessous que partout ailleurs, il pourrait s'y former autre chose qu'un bouton, si l'on n'en avait pas soin; c'est pourquoi il est nécessaire de porter sur soi des onguens, pommades, et de se munir de petites bandelettes de linge fin, afin de pouvoir parer aux accidens qui peuvent arriver, ou qui sont déjà arrivés aux personnes négligentes.

Quand on a bien coupé ou extirpé tous les cors ou durillons, on doit couper ou tondre tous les bourrelets qui se trouvent autour du pied, surtout au talon; il faut ensuite visiter l'entre-deux des orteils, numéro par numéro, pour savoir s'il y a ou échauffemens, ou lentilles, ou corrodes aux fourches, aux jonctions desdits orteils. Si on en trouve, on y applique les remèdes que nous indiquons ci-après dans la formule.

Il faut ensuite inspecter les ongles, ou redresser avec un petit relevoir ceux qui en ont besoin, et on en enlève avec un racloir propre la crasse dure qui peut s'y être formée. Si ces ongles entraient dans la chair, il faut bien prendre garde de les envenimer, ce qui arriverait si le racloir ou instrument n'était pas bien poli et bien propre. Quand cette opération est faite, on coupe les ongles avec de bons ciseaux, en observant de les couper carrément, et de les monter sur la chair qui les enveloppe.

Si dans cet état la personne était gênée, il faudrait les couper de manière à les conserver autant que possible. Il faut les relever avec un peu de charpie qu'on y introduit en dessous, ayant eu soin d'amincir avec le grattoir l'ongle par-dessus du côté où il doit être relevé. Si les ongles étaient trop durs, et que les ciseaux ne fussent pas assez forts, on le coupe avec des pinces faites exprès.

Il arrive par fois que les ongles sont attaqués de la gangrène sèche qui les calcine ou les dévore à proportion qu'ils se créent, ou qu'ils poussent, ce qui les réduit en une poussière ou crasse rousse, et quelquefois grisâtre, qui tient la place des ongles. Dans ce cas-là, il faut enlever cette crasse avec adresse et légèreté ; dès que l'orteil s'en trouve dégagé, l'ongle revient parfaitement sain ; mais cela n'arrive pas toujours ; néanmoins le malade s'en trouve bien longtemps soulagé.

En faisant cette opération, il arrive par fois qu'on aperçoit au milieu de l'ongle malade un couloir d'où il sort une humeur sanguinolante et fétide ; quelquefois c'est une eau très-claire. Lorsque cela se présente, on couvre ce couloir avec de l'amadou ou de la charpie pour absorber cette matière, pour ainsi dire, purulente. On enveloppe le tout d'un linge bien propre; la nature faisant le reste, les ongles reviennent quelquefois très-bien, mais pas toujours.

Si l'on rencontre des ognons, on en enlève le cal de dessus, s'il s'en trouve ; s'ils sont enflammés, et qu'ils soient rouges, il faut les faire saigner en les grattant. La saignée, en pareil cas, est avantageuse pour l'opération. Des sangsues y sont quelquefois nécessaires pour en sortir le sang stagnant qui les forme, et qui engorge de substances nuisibles l'os du métatarse. Après que les ognons ont bien saigné, il faut y appliquer dessus l'emplâtre de *Vigo cum mercurio*, pour en procurer la dissolution entière.

Si l'on rencontre des verrues plates sous la plante des pieds, il faut les tondre jusqu'au sang.

On les traite ensuite avec des caustiques, et on y applique des supports ou coussins si la douleur était trop forte.

Il se trouve souvent des cors qui ont une verrue pour compagne, ce qui fait que l'on ne peut pas les couper sans les faire saigner ; c'est une maladie des pieds des plus désagréables, par la raison qu'il faut guérir la verrue avant de pouvoir soigner les cors. On se sert pour cela de caustiques de différentes espèces mitigés à la portée de la peau; je ne les conseillerais pas à tout le monde, sans connaître la force de la fibre de la peau. Il faut être prudent dans l'emploi de ces caustiques.

CHAPITRE XV.

De la Toilette des Pieds.

Le premier des soins que l'on doit apporter à la conservation de ses pieds, est de faire en sorte de ne point arrêter la circulation lymphatique par des chaussures gênantes.

En second lieu, de se tenir en garde contre les effets de la malpropreté ; car les personnes qui portent trop long-temps les mêmes chaussons et les mêmes bas, particulièrement ceux qui sont sujets à la sueur, et qui marchent beaucoup, sont exposés à de fréquens échauffemens occasionés par la malpropreté des chaussons et des bas, dont le frottement devient vénimeux, et fait gercer la peau, d'où quelquefois il résulte une suppuration si l'on n'a pas le soin d'y remédier; on se sert à cet effet de la composition, n.os 30, 31, 32 et 33.

Le premier moyen de parer à cet inconvénient, est de changer souvent de chaussons ou de bas, et de ne point les laisser s'encrasser sur la peau. En second lieu, c'est d'avoir l'attention de se laver les pieds souvent. Il n'est pas nécessaire de les laisser tremper; il suffit de les laver comme on lave les mains.

Les bains des pieds se préparent de la manière suivante : on fait chauffer une quantité suffisante d'eau claire, s'il est possible de rivière. Quand elle est prête à bouillir, on y jette une bonne poignée de son de froment : on passe le tout à travers une toile ou un tamis; on y ajoute autant d'eau froide qu'il est nécessaire pour y pouvoir mettre les pieds, et on les y laisse environ demi-quart d'heure.

J'observerai que les personnes qui marchent beaucoup, ne doivent point faire passer l'eau au tamis, parce que le son même aide beaucoup à décrasser les jambes, et il faut qu'elle soit moins chaude, parce qu'alors elle ne dilate pas autant la peau, et elle ne rend pas les pieds si sensibles aux impressions de l'air froid et de la fatigue.

J'observerai encore, comme je l'ai dit au chapitre des cors, qu'il ne faut mettre ses pieds dans l'eau qu'après s'être fait couper les cors, et laisser les ongles et les durillons à soigner au sortir de l'eau, parce qu'alors on opère beaucoup plus avantageusement, et l'opération est plus douce, surtout aux personnes sensibles.

Plusieurs personnes, soit par un excès de propreté, ou pour se soulager des douleurs de leurs cors ou durillons, se mettent les pieds dans l'eau tous les jours, ou tous les deux jours, espérant sans doute que plus elles y resteront, plus elles obtiendront du soulagement, et c'est le contraire ; mais si cela ne leur est ordonné par leurs médecins, ils s'affaiblissent beaucoup par cet usage trop réitéré.

J'ai fait voir plus haut que la sécheresse et l'humidité étant la cause de la sensibilité occasionée aux cors, à plus forte raison, si l'on se met les pieds dans l'eau, les douleurs augmentent.

L'on peut substituer aux bains des pieds le soin de les laver tous les jours régulièrement en se couchant. On imbibe, pour cet effet, d'eau tiède le coin d'une serviette, que l'on passe ensuite entre ces doigts et derrière le talon. Cette opération faite, on essuie le tout avec un linge bien sec.

La transpiration insensible est considérable ; elle se trouve en partie refoulée sur la peau par les vêtemens ; elle coule ensuite insensiblement sur tout le corps, et s'arrête aux pieds : c'est pourquoi il faut absolument la nettoyer ; c'est une bien petite attention qui procure un grand bien.

Le matin, en sortant du lit, lorsque les pieds sont encore dans un état de moiteur, il faut les essuyer avec un linge bien chaud et bien sec, ensuite on passe dessus de l'eau-de-vie de lavande par infusion ou d'eau de Cologne ; mais comme nombre de personnes n'aiment pas cette odeur, on peut y substituer partie égale d'eau, et d'eau-de-vie, à quoi on ajoute un peu d'eau de senteur à son goût (1).

J'ai conseillé cette manière de soigner les pieds à des personnes très-sujettes à la sueur ; elles l'ont mise en usage, et elles ont été délivrées de cette incommodité, sans que la suppression leur ait causé aucun accident. Au retour de la chasse, ou quand on a monté à cheval, avant de mettre d'autres chaussures, il faut s'essuyer les pieds et les jambes avec des serviettes chaudes et sèches pour étancher la sueur, ensuite les arroser avec de l'eau indiquée. Les pores absorbans pomperont à l'instant une partie de cette eau, qui fortifiera beaucoup la peau.

En général, les bains des pieds dans lesquels il y a des odeurs, nuisent à la santé, et, dans

---

(1) Ou bien employer, pour la toilette des pieds, l'eau que l'on trouve chez moi, préparée exprès à ce sujet par un trait de chimie.

certains cas, ils sont très-dangereux; il ne faut en faire usage qu'avec précaution, surtout pour les femmes.

Il se fait des bains de pieds, dans lesquels il entre des émolliens ou des résolutifs; mais ils doivent être conseillés par les médecins, quoiqu'ils ne soient pas dangereux, ce qui pourrait le devenir s'ils étaient trop souvent réitérés ou mal dirigés.

On peut faire des bains pour les pieds, qu'on appelle bains de propreté, qui réunissent tous les avantages possibles, sans courir aucun danger ni inconvénient; pour cet effet, on délaie de la pâte d'amandes amères sèches, avec de l'eau; l'on en fait une pâte liquide, dont on induit les pieds et les jambes.

On les met ensuite dans l'eau; on les frotte avec les mains, et on les essuie bien avec des serviettes chaudes; on passe ensuite par-dessus de l'eau indiquée pour la toilette des pieds : ces bains procurent un grand bien à la peau, et ne peuvent nuire à la santé.

Tous les soins des pieds ne consistent pas à les tenir dans un état de propreté, quoique cela y fasse beaucoup; il faut encore soigner les ongles de la manière dont je l'ai indiqué.

Les ongles bien conformés sont très-faciles à soigner après que les pieds sont retirés de l'eau et essuyés, ce qui n'est pas absolument nécessaire;

car on peut les couper sans avoir mis ses pieds dans l'eau.

Les ongles des pieds doivent être coupés carrément, en suivant la configuration des bouts des orteils, s'il n'y a empêchement par des causes majeures, sans qu'ils surpassent les chairs, parce qu'alors les chairs croissant sur les ongles, peuvent les envelopper et les défigurer, ainsi causer dans la suite des douleurs très-sensibles, et autres accidens difficiles à guérir.

Il ne faut point couper les ongles trop avant, afin qu'ils ne piquent point, parce que toutes les fois que l'on rafraîchit un ongle, on porte sa croissance de ce côté, et qu'il y aurait à craindre qu'ils pénétrassent dans les chairs (1).

Il faut couper les ongles comme il est dit ci-dessus, et détacher la surpeau qui porte la racine, et prendre garde, en la détachant, d'endommager ses racines ; on nettoie bien sous les ongles, et généralement tous les environs ; on diminue un peu l'ongle, en le ratissant dans sa partie extérieure, et on fait surtout attention à ce que rien ne pique ou n'accroche dans son extrémité ni dans ses parties latérales.

---

(1) Car il y a des personnes qui coupent les coins ou angles jusque dans les chairs, et d'autres qui arrachent tout ce qui n'est point adhérant à la chair, ce qui est fort mal et plus dangereux qu'on ne le pense ; j'en ai vu des accidens.

La mauvaise conformation des ongles ne provient souvent que de la manière de les couper, ou de les conduire toutes les fois que l'on rafraîchit un ongle avec des ciseaux ou avec un instrument tranchant; on porte sa croissance de ce côté, comme je viens de le dire. C'est donc à l'opérateur à diriger cette croissance pour diminuer la difformité.

Quand un ongle est fort épais, mais bien constitué, c'est un des moindres vices de conformation; il ne faut pas, parce qu'il est gênant dans les chaussures, le diminuer avec l'instrument tranchant que l'on coupe habituellement ses cors, crainte de le gâter, ce qui arriverait sans contredit. D'ailleurs, cette manière d'opérer découvre et tranche obliquement les lames ou couches extérieures de l'ongle, et leur accroissement se porte alors dans toute la partie retranchée, qui se trouve comme avivée dans cette manière de les traiter.

Dans ce cas, il est bien plus avantageux de les diminuer avec du verre, en les ratissant : il est vrai que cela demande beaucoup plus de temps et de la patience; mais l'opération est bien mieux faite, parce que le duvet rebouche à l'instant les pores, et porte l'ongle à croître en longueur (1).

---

(1) Ce n'est pas cependant que si un ongle était tellement défiguré, qu'il fallût employer un temps considérable à le diminuer, que l'on ne pût le faire également par d'autres

Si pourtant on ne se connaissait pas assez patient, ou la position trop pénible par la longueur du temps qu'il faudrait y passer pour en obtenir la diminution convenable avec du verre, on peut se servir d'un instrument tranchant quelconque; mais après l'opération, on doit velouter l'ongle, en l'unissant avec une râpe fine ou une lime douce; de cette manière, on évitera tous les désagrémens, et l'on aura plutôt fait : on peut suivre cette méthode, puisque le duvet se formera mieux avec la lime ou râpe, qu'avec du verre, et ce sera moins fatigant.

Il ne faut pas toujours s'effrayer sur les mauvaises formes des ongles; j'en ai vu de deux pouces de longueur en forme de griffe, courbés sur les petits orteils. Malgré que ce n'est pour l'ordinaire que les gros qu'ils portent cette forme d'ongle, les petits, comme je l'ai dit, en ont bien de semblables quelquefois; mais ils se courbent sous le doigt auquel ils appartiennent : tous ces ongles sont fort douloureux dans leurs racines.

C'est une négligence de les laisser croître ainsi,

---

motifs, je veuille défendre de lui donner une bonne forme avec un instrument; au contraire, mais dans la suite, pour les soigner, il vaudrait mieux les limer ou les ratisser, que de les arranger avec l'instrument tranchant, parce que la continuité de cette méthode pourrait les rendre raboteux et d'une vilaine forme.

ou la crainte d'éprouver de la douleur en les faisant couper. Ce sont ordinairement les personnes avancées en âge qui ont cette sorte d'incommodité : j'en ai cependant vu à des jeunes gens ; mais à ceux-ci, c'est toujours par accident, et le premier par vétusté.

On ne peut guère leur donner une bonne forme qu'en les diminuant avec un bistouri droit ou courbe, et principalement les pinces ; pour cela, on fait à certains endroits, que l'on remarque le plus avantageux, quelques échancrures ; ensuite on prend les pinces ou de forts ciseaux ; on met le tranchant dans ces échancrures, et l'on appuie avec force pour emporter la partie qui excède le doigt, ou la faire sauter ; il n'y a aucun danger pour la personne que lon opère ; on peut le faire sans occasioner aucune douleur.

Quand on veut faire sauter ces portions d'ongles, il faut bien assurer ses pinces ; car il est bon de fermer les yeux, si l'on ne veut pas risquer de s'aveugler. Il m'est arrivé plusieurs fois de me faire du mal au visage, en faisant sauter ses portions d'ongles, tant les morceaux sont tranchans et durs ; j'ai eu craint d'avoir cassé quelque glace ou carreau des vîtres, tant ces morceaux y frappaïent fort.

Il faut aussi bien s'assurer qu'il n'y a pas de chairs vives engagées dans les ongles, ce qui s'aperçoit à la couleur blanche ou jaune de la portion que l'on veut retrancher, et qui serait couleur de chair s'il y en avait d'engagée dessous. Quand ces ongles sont arrangés, c'est pour long-temps ; ils croissent lentement, surtout aux vieillards.

FORMULAIRE.

RECETTES DES COMPOSITIONS.

N.° 1. — *Contre les corrodes*, pages 86 et 88.

Deux blancs d'œufs.

Deux onces de tutie d'Alexandrie.

Deux onces de chaux vive lavée dans neuf eaux.

Une once de cire neuve.

Ajoutez autant d'huile rosat qu'il en faudra pour en faire un onguent de moyenne consistance.

Autre.

Une once de coquilles d'œuf calcinées.

Limaçons entiers, un gros et demi, calcinés et mis en poudre fine.

Demi-gros de litharge d'or passée au tamis de soie le plus fin.

On fait des pelotons de charpie, qu'on incorpore de cette poudre, et on les place entre les doigts où il y a des corrodes qui se sont accédées.

On peut de même faire des tampons d'amadou avec cette poudre, pour le même usage.

Autre.

Sulfure de mercure, une once.

Sang dragon, un gros.

Oxide d'arsenic, demi-dragme.

On répand cette poudre sur les corrodes qui deviennent putrides ou cancereuses, de la même manière qu'il est dit ci-dessus; mais il faut être extrêmement modéré dans l'emploi de ce remède.

Autre.

Le cérat de Goulard.

Celui de Galien, et toute sorte de pommades sécatives.

N.° 2. — *Aux cors*, n.os 3, 6, 7, 8 et 9, page 65.

Prenez poix navale ou de Bourgogne, quatre onces.

Onguent gris, une once, fondus et mêlés ensemble.

Appliquez, et les faites contenir avec un rondelet et une bande de linge fin ou de papier,

---

Nota. On peut aussi se servir de la même manière et aux mêmes usages,

De l'onguent citrin, mêlé avec de la poix dont se servent les cordonniers, ou celle de Bourgogne.

Autre.

Emplâtre composé par Sennert.

SAVOIR,

Poix navale, une once.

Galbanum dissout dans le vinaigre, demi-once.

Sel ammoniac, un scrupule.

De gros diachilum, un gros et demi, mêlez selon l'art.

N.° 3. — *Aux cors*, page 68.

Prenez antimoine cru pulvérisé, demi-once.

Mercure doux, deux dragmes.

Sublimé corrosif, six grains, mêlés pendant long-temps ensemble sur le porphyre, et l'incorporez exactement avec l'huile d'œufs pour en faire un onguent de moyennne consistance; on en applique gros comme une lentille sur le corps.

Il est caustique.

N.° 4. — *Aux cors*, page 69.

Prenez de la céruse lavée à l'eau de rose.

De la litharge broyée à l'eau de muguet.

Du minium purgé à l'eau de morelle, de chacun trois onces.

Huile de rose par infusiou, vingt-deux onces.

De la cire vierge jaune, une livre; mêlez le tout dans une terrine vernissée; joignez-y quatre onces d'eau de morelle.

Faites cuire le tout à petit feu jusqu'à ce que l'eau soit évaporée, en remuant toujours avec une espatule de bois, pour empêcher la litharge de se brûler, et qu'elle se communique; quand vous apercevrez que le tout ensemble prendra consistance, vous retirerez la terrine du feu pour y ajouter sept gros de camphre raffiné ou broyé dans six ou sept gouttes d'esprit d'eau-de-vie de lavande, et six gros de térébenthine; alors vous remuerez le tout jusqu'à ce qu'il ait pris une consistance d'emplâtre, que vous étendrez sur un marbre pour en faire des magdaléons.

Il faut, pour s'en servir, employer de la peau de gant.

Autre.

Prenez de la poudre de Savinier, qu'on incorporera avec l'emplâtre de diapalme qu'on aura fait ramollir à l'eau chaude, et l'appliquerez.

Autre.

Prenez vert-de-gris, douze grains.

Opium, six grains.

Nitrate d'argent, trois grains.

Cire jaune en quantité suffisante pour faire un emplâtre pas trop solide.

Cet emplâtre fait bientôt cesser les douleurs, et détruit les cors insensiblement tout-à-fait.

Il est corrosif.

Autre.

Sublimé corrosif, trois grains.

Emplâtre agglutinatif, un gros; faites un emplâtre, et appliquez.

Il est corrosif.

N.° 5 — *Aux cors*, page 69.

Prenez cire vierge, deux onces.

Huile d'olive, une once.

Sel ammoniac.

Soufre et gomme arabique, de chacun deux gros.

Minium, deux gros; faites-en un emplâtre, que ferez étendre sur du taffetas d'uu seul côté pour appliquer au besoin.

C'est un sparadrap ou toile à Gautier.

Autre.

Prenez sel d'oseille, 20 grains.

Poix de cordonnier, demi-once; mêlez, et en faites usage contre les cors corrodes, durillons, ognons, mules, gerçures, et en général, sur toutes les maladies des pieds sans aucun danger.

Autre.

Prenez onguent basilicum, quatre onces.

Précipité rouge, quatre scrupules; mêlez ensemble et appliquez sur les cors: il faut l'y contenir avec un rondelet, figures 6, 7 et 8 de la troisième planche, ainsi qu'à tous les onguens corrosifs.

N.° 6. — *Emplâtre caustique*, page 70.

Prenez une once résine du forbe.

Deux onces de diapalme.

Deux onces onguent de ciguë, autant de celui de joubarbe.

Un gros de camphre.

Un gros et demi de cinabre naturel.

Un gros d'orpiment.

Un gros d'orpin naturel.

Deux onces de vert-de-gris.

Deux onces extrait de grande tithymale.

Demi-livre de poix noire.

On fait fondre les résines et dissoudre le camphre; on pile les autres drogues en poudre fine au tamis de soie; on en fait un mélange, et on les manipule bien; on en fait des magdaléons. Pour en faire usage, on le fait chauffer ; on l'étend sur de la peau fine, et on l'applique.

Il a passé fort long-temps pour un grand secret ; on l'employait indistinctement sur toutes sortes de cors et autres maladies des pieds, tels qu'ognons, durillons, et, en un mot, c'était le prothée du charlatanisme.

Nota. On peut employer sur les cors aux pieds l'emplâtre de Vigo simple, ou avec le mercure ; celui de diachilum gommé, celui de mélilot, l'emplâtre de Nuremberg, celui du prieur de Cabrières, vanté contre les hernies, et un des meilleurs contre les cors ; la toile à sparadrap de Gautier, et mille autres remèdes en pommades ou ongens.

N.° 7. — *Aux durillons*, pages 71, 74, 82, 87, 94, 107 et 116.

Un cataplasme de la mie de pain et du lait, appliqué et changé chaque douze heures.

Autre.

Cataplasme émollient et astringent.

Prenez du levain un peu aigre, en place de la mie de pain, et la farine de graine de lin ; faites le cuire, et appliquez.

N.° 8. — *Autre émollient*, pages 76, 82, 84, 116 et 144.

Prenez de la mie de pain et de la graine de lin, faites le cuire avec de l'eau quand il sera cuit ; ajoutez-y un peu d'extrait de Saturne, et appliquez.

Autre.

Les cataplasmes avec le pain et le lait, ou avec la racine de lis, le basilicum, ou l'emplâtre de mélilot, sont les topiques ordinaires sur les durillons enflammés, et aux panaris dans l'espèce bénigne.

N.° 9. — *Emplâtres sur les durillons*, pages 84, 89.

Prenez gomme ammoniac, deux onces.
Galbanum, deux onces.
Oliban, deux onces.
Myrrhe, deux onces.
Mastic en larmes, deux onces.
Safran, quatre grains.
Huile de lin, deux onces.

On pile les résines et on les fait fondre, et on forme du tout des magdaléons ; il sert contre les durillons et les durillons-cors.

Autre emplâtre pour les durillons.

Prenez colophane des lutiers, une once.
Poix de Bourgogne, deux onces.
Cire jaune, une once.
Galbanum dissout dans le vinaigre, deux onces.

Essence de citron, un dragme quand l'emplâtre est cuit ; appliquez aux durillons ; s'il est trop sec, on le chauffe.

Autre emplâtre.

Prenez poix résine, quatre onces.

Résine élémi, une once.
Térébenthine en pâte, demi-once.
Sel de Saturne, deux gros.
Huile de camomille, demi-once.
Faites un emplâtre réduit en magdaléons; il sert comme les précédens.

N.° 10. — *Aux oignons*, page 93.

SAVOIR,

Prenez un fiel de porc mâle, suspendez-le dans la cheminée pour qu'il se dessèche à moitié, de manière qu'il se réduise en une espèce de pommade compacte; après qu'elle est ainsi faite, prenez-en gros comme un pois, étendez-le sur un morceau de vieux gant de peau mince, et appliquez-le sur les ognons: on le changera chaque jour.

N.° 11. — *Aux ognons*, page 94.

Emplâtre de savon.

Prenez galbanum dissous dans le vinaigre, quatre onces.
Blanc de céruse, une once.
Huile de camomille, demi-once.
Savon blanc dissous dans l'esprit-de-vin, trois onces.
Cire jaune, deux onces.
Camphre, deux gros dissous à l'esprit-de-vin.
On y ajoute un peu d'eau pour faire cuire tout ensemble, excepté le savon et le camphre. Lorsque ce mélange a pris une consistance convenable, on y ajoute le savon, on lui fait donner un bouil, en remuant le mélange avec une espa-

tule ; à la fin on met le camphre, et on le laisse refroidir en remuant.

Ensuite on le vide dans un pot où on fait des magdaléons, pour s'en servir au besoin.

Nota. On peut employer emplâtre de Vigo cum mercurio.

Celui du véritable diapalme.

Celui du prieur de Cabrières ; il est composé en grande partie de l'odanum et des astringens.

N.° 12. — *Aux excroissances auxquelles on donne le nom de Cors*, page 89.

SAVOIR,

Prenez résine blanche, quatre onces.

Cire jaune, quatre onces.

Térébenthine en pâte, demi-once.

De vitriol bleu, une once en poudre fine, une once.

Alun de roche, *idem.*

Vert-de-gris, en poudre la plus fine, une once.

Saindoux, deux onces.

Camphre, deux gros.

Opium, un gros et demi.

Formez de tout un emplâtre pour s'en servir au besoin.

On peut l'employer sur toutes sortes de maladies des pieds.

N.° 13. — *Bon remède contre les cors*, page 89.

C'est de prendre un bain de pieds le soir avant de se coucher, ensuite on y gratte la superficie du cor, et on y applique une tranchée de citron, sur laquelle on a fait fondre une pincée de sel marin pilé; on l'assujettit le tout avec un linge fin.

Le matin on lève cet appareil, et on le remplace par un autre linge sur lequel on a étendu de la graisse de cochon ou de suif. On répète cette opération tous les jours; le soir, du citron salé, et le matin, du suif ou de la graisse.

En peu de temps le cor s'amollit tellement, qu'on peut très-aisément le creuser tout autour de la racine, et l'extraire sans la moindre douleur.

Nota. Les tomates ou pommes-d'amour, dans la saison de ce fruit, peuvent avantageusement remplacer les tranches de citron.

Les feuilles de joubarbe, aussi salées, peuvent produire de bons effets.

On peut aussi appliquer dessus les cors et corrodes, un peu de lard salé pris entre la couenne le plus près possible, et le gras qui n'est point nerveux.

Un morceau de poumon de quelque bête grasse produira de bons effets, surtout aux corrodes.

N.° 14. — *Aux ongles*, page 101, 103 et 113.

Prenez deux ou trois poignées de quintefeuille, pilée avec

de la pane de porc mâle ; faites un cataplasme, et l'appliquez dessus.

N.° 15. — *Aux ongles*, page 102.

Le baume d'Arcæus, qui se compose de suif de mouton, deux onces; térébenthine, demi-once; gomme élémi, demi-once; axonge de porc, une once.

Eaux de chaux aux ongles.

N.° 16. — *Aux ongles*, page 113.

Prenez ognons de lis.

Racines d'althéa, cuites ensemble avec de l'huile rosat; faites de tout une pulpe, et appliquez dessus.

N.° 17. — *Aux ongles*, page 114.

Prenez de la mie de pain et du lait, faites-les cuire en forme de cataplasme, ensuite ajoutez-y jaune d'œuf et safran en poudre; enveloppez toute la partie enflammée, et même les environs ; renouvelez le cataplasme lorsqu'il sera séché.

N.° 18. — *Aux ongles*, page 115.

Cataplasme.

Faites un cataplasme de farine de fèves, deux onces.

De roses rouges et poudre de balauste, de noix de cyprès, de chacune deux gros.

Safran, deux dragmes dans eau de plantain et de rose, et un peu de vinaigre; ajoutez sur la fin un jaune d'œuf, un peu d'huile rosat, et appliquez chaudement.

N.° 19. — *Aux ongles*, page 115.

Une poudre dessiccative d'alun calciné, de litharge d'or et de précipité rouge, parties égales.

N.° 20. — *Aux ongles*, page 117.

Prenez des glands de chêne nouvellement cueillis et du savon blanc; pilez le tout ensemble, en l'arrosant d'eau-de-vie, et appliquez.

Autre.

Quand ils entrent dans les chairs, la pierre infernale est d'un grand secours; mais il faut connaître le mal et le remède.

N.° 21. — *Aux verrues*, page 131 et 136.

Prenez huile de tartre, trois dragmes.

Onguent blanc camphré, un dragme.

Chaux vive, un scrupule; mêlez ensemble, et appliquez dessus, en l'y contenant avec un rondelet.

Autre.

Prenez cire neuve, résine de sapin, huile de camomille,

de chacun un gros de tacamahaca, deux dragmes.

Orpiment un dragme, dont vous ferez un emplâtre pour appliquer.

Nota. On peut employer l'emplâtre de Vigo avec le quadruple de mercure ou le nitrate d'argent; mais le meilleur remède aux verrues, c'est l'eau-forte bien concentrée; on en touche le dessus avec la pointe d'une aiguille ou d'une petite paille; on réitère tous les jours soir et matin, pendant huit jours, et elles tomberont en poussière sans occasioner aucune douleur si le remède est bien administré.

N.° 22. — *Aux engelures, mules, crevasses et gerçures*, page 137.

Frottez-les avec l'eau végéto-minérale de Goulard, trois fois chaque jour le matin à midi et le soir, et tenez-les chaudement avec des gants.

Autres.

Frottez-les avec de forte lessive comme il est dit ci-dessus: si elles sont scoriées, faites usage du cérat de pierre calaminaire de Turner.

N.° 23. — *Aux engelures*, page 137.

Prenez demi-once de poudre de savatte calcinée, deux gros de litharge d'or; broyez long-temps le tout dans un mortier de plomb, ensuite y ajoutez suffisamment d'huile rosat pour réduire le tout en une pommade, et l'appliquez sur les parties ouvertes ou ulcérées, et gerçures de la peau.

N.° 24. — *Aux engelures ulcérées*, page 141.

Prenez une once d'acide muriatique et deux onces d'eau claire mêlés, et frictionnez les parties menacées d'engelures, le soir en se couchant, et les tenez chaudement dans la journée. On guérit avec succès les engelures ulcérées par des pansemens faits avec un linge troué enduit de cérat et recouvert de la charpie trempée dans du chlorure de chaux, marquant 30 au chloromètre de M. Gai-Lussac.

N.° 25. — *Aux engelures et mules*, page 136.

Prenez du vin blanc, une pinte.

Alun de roche, deux onces; faites-les bouillir ensemble un moment, et en lavez les parties malades.

N.° 26. — *Aux mêmes*, pages 136 et 137.

Prenez huile de laurier, deux onces.

Miel ordinaire, une once.

Térébenthine de Venise, demi-once; mêlez le tout, et frottez les parties attaquées.

Nota. Le baume de Opodeldooc, ou bien celui de Geneviève, sont très-bons.

Emplâtre maturatif.

N.° 27. — *Aux panaris*, page 148.

Prenez diachilum, diapalme, colcothar, sulfate de fer calciné, de chacun une once ; huile d'olives, suffisante quantité.

On broie le sulfate de fer sur un porphyre avec un peu d'huile, et on le mélange ensuite aux emplâtres fondus.

Cet emplâtre est maturatif ; il attire la suppuration, et dessèche en même temps.

Nota. Ou bien faites usage de l'emplâtre fondant de Lamothe ; son emplâtre est recommandé contre les panaris,

Ou bien encore du baume de Geneviève.

N.° 28. — *Aux échymoses*, page 149.

Savoir,

Prenez bol d'Arménie et de terre sigillée, de chacun une once et demie.

De la craie, demi-once.

Ensuite faites cuire ces matières dans du vinaigre pour en faire des fomentations,

Et ensuite prenez des roses rouges, des racines de grande coussoude et de la farine, de chacune demi-once, dont vous ferez un cataplasme avec l'huile de myrte.

N.° 29. — *Autre*, page 149.

Ou bien encore prenez de blanc d'œuf ce qu'il en faut ;

battez-le avec de l'eau-rose, et appliquez avec des étoupes et un bandage.

N.° 30. — *A la toilette des pieds*, 159.

Une dissolution de savon au parfum que l'on trouvera de son goût, ou l'eau de Cologne;

Un peu d'esprit-de-vin à l'essence de rose, ou au néroli.

Voyez le Traité des odeurs.

N.° 31. — *Dentifrice*, page 143 et 159.

Cette composition est donnée au public par M. le marquis de Caylus, à Toulouse :

SAVOIR,

Prenez bois gayac, deux onces.
Cochléaria, trois paquets d'un sou.
Cannelle, deux onces.
Alun calciné, une once.
Camphre, une once.
Poivre long, une once.
Racines de pyrètre, une once.
Opium brut, deux gros.
Ammoniac liquide, un gros.
Eau-de-vie ordinaire, deux livres.
Esprit-de-vin à trente-six degrés, deux livres.
Essence de gérofle, deux gros.

Mettez toutes ces drogues en infusion après les avoir concassées au soleil pendant trente jours, ensuite filtrez et mettez-les en bouteilles.

Manière d'en faire usage.

Cet élixir apaise les douleurs des dents, rafraîchit, purifie, nettoie tout ulcère qui se forme dans la bouche. Il faut s'en servir deux fois par semaine pour se préserver de la carie, ou en arrêter les progrès : on peut s'en servir tous les jours.

Après s'être nettoyé la bouche, on met une cuillerée à café, avec un peu d'eau tiède. Si la dent est percée, on y fait entrer dedans un peu de coton imbibé de cet élixir. On renouvelle cette opération deux fois par jour jusqu'à ce que le nerf de la dent ne soit plus sensible aux impressions de l'air. Les scorbutiques doivent en faire un usage perpétuel pour avoir leur bouche saine et propre. Il est bon contre toutes les maladies de la bouche, même les fétides.

Ne faites jamais extraire une dent tant qu'elle est solide ; si elle est gâtée, faites-la plomber et vous la conserverez. (Note du traducteur.)

N.° 32. — *Composition du vulnéraire, appelé eau de Cologne*, page 159.

Savoir,

Esprit-de-vin à trente-six degrés, deux litres.
Essence de lavande, demi-once.
Essence de citron, demi-once.
Essence de bergamote, demi-once.
Essence de néroli, un gros.
Essence de thym, demi-once.

Essence de romarin, demi-once.

Fleurs de benjoin, un gros.

Eau de mélisse, dite des Carmes, cinq onces.

Mettez le tout en infusion pendant un mois, ensuite filtrez et mettez en bouteille. Cet un excellent cosmétique. Tout le monde connaît la manière d'en faire usage. L'on peut s'en servir contre les mauvaises odeurs des pieds.

N.° 33. — *Aux échauffemens et douleurs aiguës de la plante des pieds, l'huile judaïque en frictions soir et matin*, page 143.

IL SE COMPOSE AINSI:

Prenez graisse de mulet et huile de la plus fine, une livre.

Essence de lavande et de thym, à volonté.

Essence de térébenthine, une livre, mêlées ensemble; ajoutez-y une livre esprit-de-vin rectifié, dans lequel vous aurez fait dissoudre une once de camphre, auquel mélange vous ajouterez demi-livre de fiel de bœuf gras. Vous laisserez le mélange en infusion vingt-quatre heures, et le passerez à la chausse: mettez-le en bouteille, et le conservez.

Il est bon contre la sciatique et autres douleurs attrictiques des pieds.

Autres.

Faites cuire des feuilles vertes de choux dans du lessif, dans lequel vous dissoudrez une grosse poignée de sel ordinaire: vous y ferez tremper dedans les plantes des pieds à chaud le soir en allant au lit, et vous y appliquerez les feuilles cuites en manière de cataplasme.

Aux mêmes.

Faites des bains de pieds dans de l'eau de mer.

Sinon des bains de pieds, dans lesquels vous mettrez un peu de sulfure de potasse.

Ou bien encore, d'une dissolution de savon dans de l'eau-de-vie camphrée.

Ou faites usage du vinaigre contre la goutte : la composition est à son article.

N.° 34 — *Contre les sueurs fétides ou puantes des pieds*, page 150.

SAVOIR,

Prenez du romarin une poignée, de la marjolaine, du basilic et des clous de gérofle, de chacun une poignée et demie ; de l'airelle, demi-poignée ; de jonc odorant et du stachas d'Arabie, de chacun trois dragmes ; de noix de cyprès, nombre six ; de la coriandre préparée, une once ; du miel, six onces ; de l'alun cru, trois onces ; du sel marin, demi-once ; du vin de Crète, quatre livres ; du vinaigre rosat, demi-livre ; de l'eau de fontaine, quatorze livres : faites-en une décoction jusqu'à la réduction de moitié de la liqueur ; passez-la à la chausse, et la gardez dans une bouteille.

N.° 35. — *Autres*, page 159.

Prenez autant que vous voudrez du savon blanc râpé, faites le fondre dans suffisante quantité d'esprit-de-vin pour être réduit en liniment, dans lequel vous mêlerez des essences à odeur forte, notamment celle de citron en assez grande quantité.

Aux mêmes.

La composition du dentifrice est aussi fort bonne contre l'odeur des pieds.

Composition d'un dépilatoire.

Prenez de chaux vive, deux onces.

Orpin jaune, une once.

Amidon, une once.

Litharge, une once.

On délaie ces poudres, qui doivent être passées au tamis de soie avec de l'eau de savon, jusqu'à ce que cela fasse une pâte assez liquide, et il faut l'employer aussitôt.

On induit les jambes de cette pâte ou les autres parties qu'on vient de piler, et on les laisse sécher environ cinq minutes.

On gratte avec l'ongle quelques parties velues, et l'on voit si le poil suit. Aussitôt qu'on s'aperçoit qu'il se détache, il faut mettre les jambes dans une assez grande quantité d'eau tiède que l'on a toute prête, et on lave bien les jambes avec les mains. Il n'y a aucun danger.

Si tout le poil ne suit pas, il s'en va avec les serviettes

en essuyant. Il faut bien prendre garde que les parties soient mouillées avant de mettre la pâte dépilatoire, car elle serait sans effet.

Je rapporte ce dépilatoire, parce qu'il y a des personnes qui sont très-velues de leurs jambes, et qui ne portent qu'une paire de bas de soie. Il ont le désagrément de voir les poils de leurs jambes passer à travers leurs bas. On peut se les dépiler sans rien craindre de fâcheux, et surtout les dames qui portent des jupons courts A LA TOILETTE.

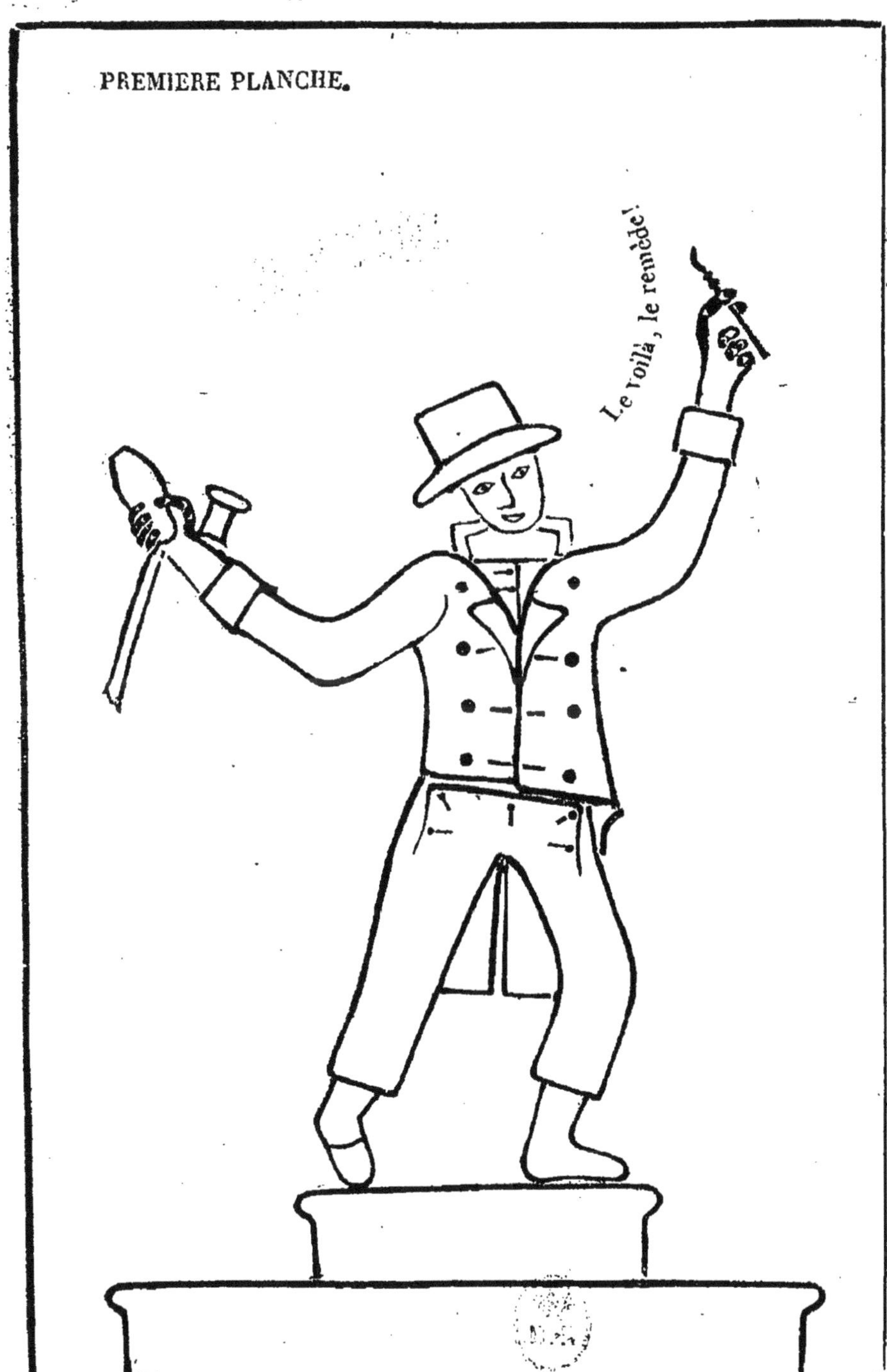

PREMIERE PLANCHE.

PREMIÈRE PLANCHE.

La figure de cette planche présente, par la position de ses jambes et des pieds, celle qu'on doit avoir soi-même pour prendre la mesure des chaussures convenables. Pour cela, il faut avoir le genou perpendiculaire sur le bout du métatarse ou gros orteil; alors le pied est dans toute sa latitude.

Il faut poser son pied sur une feuille de papier, afin de pouvoir crayonner sa circonférence pour se fixer, afin de pouvoir les chausser convenablement ; il faut avoir une courroie numérotée pour prendre la grosseur du pied, comme il est dit à l'article des chaussures.

La même figure représente, par les positions de ses bras, un artiste pédicure tenant d'une main un instrument nommé coupe-cors, représenté fig. 4, planche 3.e, et de l'autre, il tient un soulier à semelle large; il a sur son poignet un pot où est contenu l'épithème convenable pour sa partie.

Sous le poignet de la même main, l'on voit une bandelette de linge fin qui représente la pièce nécessaire pour envelopper les orteils après avoir appliqué une partie dudit épithème sur la place où était le cor, et le contenir.

Enfin, cette figure représente tous les symboles nécessaires pour la guérison des cors aux pieds et autres maladies,

Et dit: Les voilà les remèdes. Ecoutez ces paroles.

PLANCHE SECONDE.

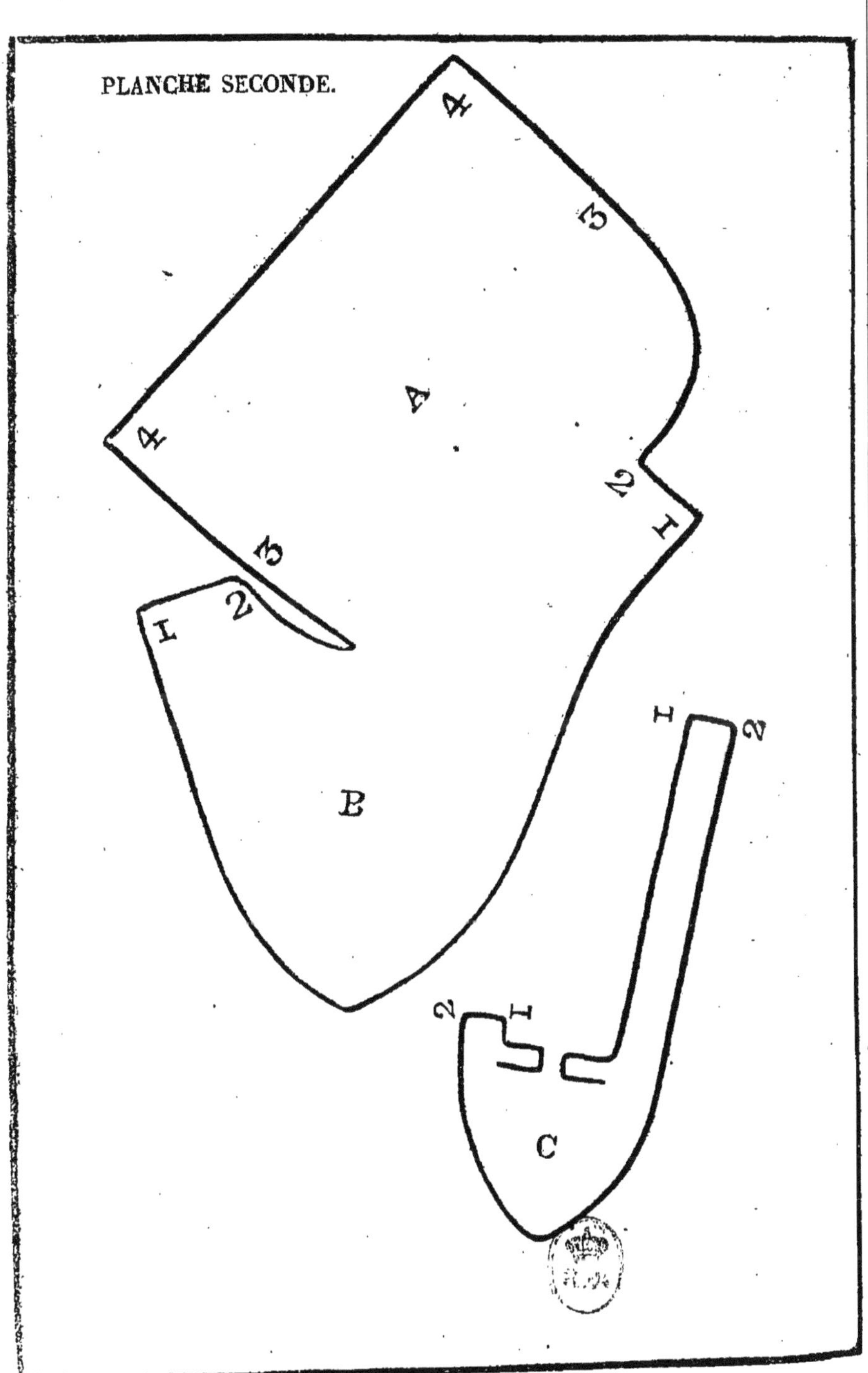

PLANCHE SECONDE.

Cette planche présente le patron-modèle pour couper les tiges des bottes avec les avant-pieds, le tout d'une seule pièce prise sur une peau, sans prendre aucune fatigue pour les cambrer; elle le seront par le moyen de cette manière de le couper, et n'auront qu'une seule couture à la tige avec l'avant-pied; et le tout à l'avantage du public. Les cordonniers qui sauront le mettre en pratique, économiseront presque un tiers de la marchandise pour la levée des tiges, et un autre tiers sur l'espace du temps qu'ils mettraient pour coudre toutes les jointures qu'il faut faire à des bottes ordinaires.

Les pratiques y gagneront, parce que leurs bottes ne se découdront pas aussi souvent, vu qu'il n'y aura pas autant de coutures. Ils y gagneront, principalement parce que les coutures ne leur occasioneront point de cors ni autres maladies aux pieds.

Le cordonnier qui voudrait faire de ce genre de bottes, il faut qu'il sache que sur le patron-modèle il y a plusieurs numéros, et que chacun occupe une place différente pour la formation et confection de ce genre de bottes. La partie où est la lettre (A), est celle de la tige, et où est la lettre (B), est celle de l'avant-pied.

Pour en faire la levée sur une peau de veau, vous ferez un patron en papier de la grandeur qu'il le faudra pour les tiges des bottes, que vous poserez sur la peau dont vous ferez usage, et couperez à l'entour, et quand vous en aurez levé une, vous la renverserez sur l'autre partie de la peau, c'est-à-dire, grain sur grain, pour que les coutures ne se trouvent pas toutes les deux du même côté, et par ce moyen vous les mettrez en dedans ou en dehors à volonté; mais en dedans, c'est le plus convenable.

Pour commencer à coudre les jointures, vous prendrez le numéro 1, que vous rapporterez à l'autre numéro 1, le numéro 2, à l'autre numéro 2, et le numéro 3, à l'autre numéro 3, ainsi que le numéro 4, *idem* au n.° 4.

On fera attention de ne pas faire rentrer la marchandise d'aucun côté, en faisant la couture appelée jointure, c'est-à-dire, ne pas emboire la marchandise en la travaillant.

Ensuite vous les montez pour y mettre les contreforts comme à d'autres bottes. Ce patron peut être très-avantageux pour des brodequins en étoffe et autres, etc. etc. etc.

A la même Planche, à la lettre C.

C'est le patron-modèle d'un soulier à une seule couture par côté, ayant des oreilles ou tirans, moyennant une petite pièce rapportée sur le coude-pied, de manière qu'elle ne s'aperçoive pas.

Pour lever ces empeignes, vous ferez un patron de papier comme le modèle, et de la grandeur convenable aux formes dont vous voudrez faire usage, et mettrez en évidence le même procédé que pour les bottes.

Vous aurez le soin de laisser l'empeigne assez grande, parce qu'en les recoupant pour les faire border, vous les mettrez au point de couverture qui vous plaira, en observant qu'il faut couper de l'empeigne pour former les tirans, et ajouter une pièce là où vous les avez levés.

Ces genres de chaussures sont très-avantageuses pour les personnes sensibles des pieds, soit par des cors, ognons ou autres causes, surtout si on les double partout avec de la peau bien dolée, et la plus douce qu'il soit possible de trouver, et qu'elle ne soit point collée ensemble, principalement les empeignes, etc.

Le public en retirera un avantage réel en mettant en usage ce genre de chaussures, parce qu'elles portent à éviter les coutures et les plis des doublures. Il faut faire trouver les coutures qui joignent les bouts des quartiers, avec les empeignes à la cambrure du pied, c'est-à-dire, en dedans; alors les souliers sont comme sans couture. Messieurs les cordonniers y trouveront leur profit, et le public son avantage.

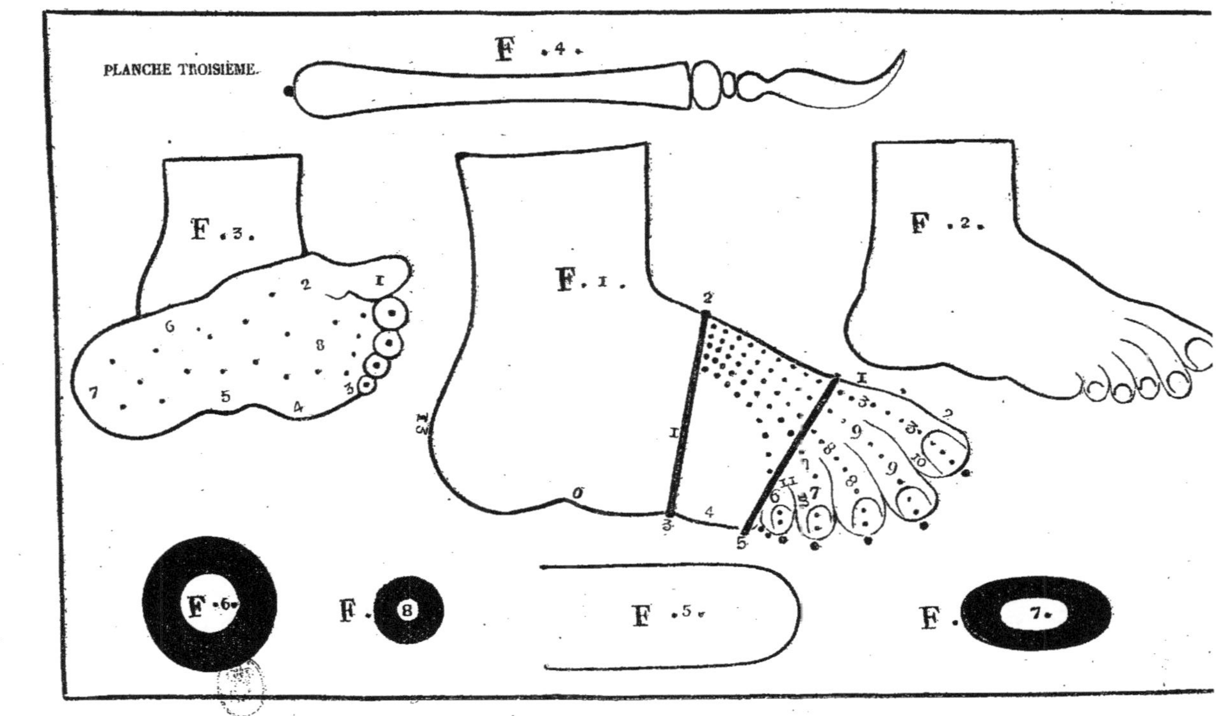
PLANCHE TROISIÈME.
F. 4.
F. 3.
F. 1.
F. 2.
F. 6.
F. 8
F. 5.
F. 7.

PLANCHE TROISIÈME.

Son Explication.

La figure première représente un pied bien fait, mais rempli de cors et autres excroissances cutanées ou molles, selon leur position : c'est ici la nomenclature des maladies qui viennent ordinairement aux pieds ; elles sont signalées chacune par un numéro. Là sera expliqué le nom de la maladie, les causes qui lui donnent lieu, et les numéros du formulaire indiqueront où l'on trouvera l'explication des remèdes qui seront convenables à chacune d'elles.

Sous le n.° 1, c'est la place d'un ognon qui se trouve sur l'articulation du métartase ou gros orteil. Sur cet ognon il se trouve, très-souvent, un cor au milieu ou sur ses bords, ce qui les rend deux fois désagréables ; je dis deux fois, parce qu'il y a deux maladies l'une sur l'autre, et que chacune d'elles a ses temps périodiques pour nous causer des douleurs plus ou moins violentes.

Quelquefois il se trouve un petit cor à côté, placé sur une veine ou sur un nerf ; ceux-là sont très-douloureux, et donnent du sang facilement. Pour s'en débarrasser, il faut enlever le calus du cor avec un instrument nommé coupe-cors, représenté à la figure 4 de cette planche.

Quand on a enlevé tout le dur qu'il y avait sur l'ognon, il faut l'adoucir avec une pierre-ponce ou une lime douce, ensuite y appliquer un emplâtre de Vigo cum mercurio, qui couvre toute la partie gonflée qui le forme. C'est un bon fondant contre ces maladies : on le renouvelle chaque quatre ou cinq jours.

Sous le n.° 2, c'est une espèce de durillon-cor, ou plutôt une espèce de plaie occasionée par l'usance de la peau, qui se fait par les frottemens de cette partie de l'orteil à travers l'empeigne des souliers. Cette incommodité s'annonce par une démangeaison cuisante; ensuite il se forme un petit calus, où il se voit souvent plusieurs sources ou points d'un rouge brun, que le vulgaire appelle des racines.

Pour s'en débarrasser, il faut en enlever le cal, comme il est dit ci-dessus, et ensuite y appliquer un onguent astringent par-dessus, et l'envelopper assez épais avec une bande de linge fin à plusieurs tours du doigt, et le changer tous les jours. Il faut de la continuité pour en obtenir un bon succès; l'enveloppe seule peut en procurer la guérison, puisqu'elle empêchera le contact de l'orteil avec la chaussure.

Sous le n.° 3, ce sont deux cors ordinaires. Les points qu'il y a entre, c'est la place d'un durillon, et celui du bout de l'orteil, est ce qu'on appelle un cor sous l'ongle ; cedit cor n'est autre chose que la rupture d'une fibre de la peau sur laquelle l'ongle est adapté, dont elle a été endommagée par un coup violent dont on ne s'aperçoit que long-temps après l'avoir reçu.

Pour s'en débarrasser, il faut quelquefois enlever la moitié de l'ongle, ce qui se fait sans douleur ; ensuite cautériser la source du mal, et l'ongle, en faisant sa croissance, emmenera le mal avec sa racine ; mais il faut savoir le conduire pour que l'ongle ne soit pas endommagé : quand ils sont vieux, ils sont plus difficiles à guérir qu'à leur apparition.

Sous le n.° 4, ce sont des durillons ; quelquefois ils deviennent cors ; cela dépend du soin que l'on a de ses pieds, c'est-à-dire, du temps qu'on les laisse sans les couper ; car c'est du soin que dépend leur guérison, et le premier, c'est d'en éviter la contagion.

Ils se trouvent ordinairement aux pieds des

personnes qui montent à cheval, parce que cette partie porte et froisse à travers les branches des étriers. Ils sont rarement douloureux en marchant, s'il n'y a quelque plis de bas où autres choses mal unies; j'en ai trouvé quelquefois qui forment un bourrelet de presque toute la longueur du dehors du pied.

Alors ils dépendent de la marche mal disposée par la position du corps. Quand c'est ainsi, on doit chercher les remèdes par les chaussures, soit dans les bas ou les autres accessoires. On peut faire usage de coussins très-souples dans les chaussons, qui ne paraîtront point, et qui seront d'un grand soulagement dans plusieurs occasions, soit par-dessous ou par-dessus les pieds, mais toujours après en avoir enlevé le calus; ensuite y appliquer un morceau de sparadrap, composé de corps gras pour adoucir et nourir la peau.

Sous le n.º 5, c'est un ognon qui fait parallèle avec le n.º 1; les mêmes causes lui donnent lieu avec les mêmes soins. On les détruit du temps qu'on les soigne, qu'on y tient un emplâtre ou cataplasme : la fonte qu'il produit sur la partie du sang coagulé, en le dissolvant, cause quelquefois des douleurs aiguës, et d'autres fois insupportables.

Alors on enlève l'appareil; on nettoie bien la

partie malade, et on l'amincit, le plus qu'il est possible, sur la partie enflammée, pour tâcher de donner issue à une partie du sang qui resterait stagné, et qui pourrait se corrompre au point d'occasioner une forte suppuration : si l'on ne peut réussir à cette évacuation, soit par crainte de se faire du mal ou autre cause, on y appliquera quelques sangsues au pourtour, et dessus s'il était possible, et les laisser bien saigner après qu'elles seront tombées; alors l'ognon étant vidé de ces superfluités du sang qui commencent à fermenter, il deviendra flasque et mou.

Il faudra de suite y appliquer un emplâtre ou onguent bien astringent pour resserrer toute les parties qui avaient été tendues et enflammées; s'il restait quelque symptôme de douleur, on y ferait des frictions avec l'huile judaïque, ou quelqu'autre liquide spiritueux, qui fortifiera la partie en resserrant les peaux relâchées.

Sous le n.° 6, c'est un véritable cor qui devient quelquefois très-large, jusqu'à couvrir presque tout le petit doigt. Il y a parfois plusieurs racines sur différens points : souvent il se partage en deux; mais celui qui se trouve sous un des points que l'on voit entre l'ongle et l'articulation de la première phalange, n'est ordinairement qu'un durillon assez facile à guérir. Pour cela, on le tond bien et souvent, et l'on met en usage un doigtier ou une assez forte enveloppe.

Le second point, qui se voit un peu à côté de l'angle de l'ongle, représente une autre espèce de cor qui est fort souffrant, quoiqu'il soit ordinairement très-petit; il est presque toujours logé un peu plus bas que l'ongle en face son angle; il porte, par conséquent, toujours à travers les empeignes des chaussures. Pour si grandes qu'elles puissent être, il faut les mêmes soins qu'au précédent.

Le même point figure aussi la place d'un onglet qui se forme de la même substance que l'ongle : il se loge habituellement dessous en faisant corps à part; en s'appuyant à travers dans sa croissance comme une plante parasite qui se nourrit aux dépens d'une autre, il équivaut à un cor par la souffrance qu'il cause par sa dureté. On peut le guérir, mais ce n'est pas sans difficulté : son véritable remède, c'est le nitrate d'argent après l'avoir coupé.

Quelquefois il gagne le dessous, d'autres fois le bout; de sorte qu'il arrive que l'ongle et l'onglet ne font qu'un, ce qui fait dire que l'ongle s'est changé en un cor, et il est bien difficile de lui donner sa première forme; pour cela faire, il faut le limer par-dessus, et le creuser par-dessous sans endommager sa racine, s'il en reste encore de bonne, c'est-à-dire, couper par-dessous sans enlever le morceau, et quand il aura poussé un peu en longueur, on y introduira dessous un peu de charpie ou de coton, ce qui aidera beaucoup à relever ledit ongle : on peut y appliquer par-dessus un baume composé de corps gras comme pour les cors, et l'envelopper d'une bandelette de linge fin pour éviter le frottement des chaussures qui les détérioreraient à proportion qui se régénéreraient.

Sous les n.os 7, 8 et 9, ce sont de vrais cors, leurs siéges placés sur les articulations des phalanges ; ainsi que les n.os 6 et 3, ils sont très-difficiles à guérir, surtout quand ils sont vieux.

Tous les poins qui sont entre les numéros, marquent des durillons qui sont assez faciles à détruire : les points marqués au bout de chaque orteil marquent ce que le monde appelle des cors sous les ongles (1). C'est de là que la plus grande partie de leurs difformités sont tant en épaisseurs qu'en gangrènes sèches, et autres échymoses de différentes espèces.

Ordinairement ces échymoses se sèchent naturellement ; il en résulte une tache noire : d'autres

---

(1) Son nom est, en terme scientifique, ptérygion.

fois elles fermentent et se terminent par une suppuration, comme si c'était un panaris, ce qui fait bien souffrir, et porte la dégradation de l'ongle.

Si on y portait remède de suite que le mal paraît, l'on éviterait des infirmités bien cruelles, quoique légères en apparence, et pour s'en mettre à l'abri, il faut en connaître la cause, et ne pas être négligent quand il s'agit de la conservation de notre disponibilité, que l'on peut dire santé. L'on n'a pas la santé quand on ne peut pas marcher librement sans souffrir de ses pieds.

Tous les membres nous sont précieux, principalement nos pieds, puisqu'ils servent à nous porter où notre volonté nous dit. Il faut nous les conserver, autant qu'il est en notre pouvoir, par les méthodes que nous enseignons les uns avec les autres, chacun dans sa partie : il est heureux de nous féliciter tous de nous être utiles les uns avec les autres ; c'est fraterniser par la chaîne du bien.

Sous le n.° 10, c'est une lentille. Cette excroissance, qu'on a toujours appelée œil de perdrix par la ressemblance qu'elle a avec l'œil de cette bête, a sa source ou racine rouge comme du sang caillé, causée par la force des serremens et frottemens du gros orteil avec son voisin. Le gros étant plus charnu que le petit, sa chair est obligée de se loger sous la voûte de l'autre, et là se fait une compression permanente, et l'acrimonie de la transpiration qui se trouve concentrée entre ces deux orteils, fait former deux lentilles l'une à travers l'autre, une à chaque doigt : elles sont guérissables. Pour cela, il faut en enlever toutes les peaux mortes, bien nettoyer les prétendues racines, et y appliquer un rondelet de sparadrap, fig. 8, de diapalme, et envelopper toute la longueur du doigt avec du linge fin, pour les empêcher de se toucher.

Il faut les soigner un peu de temps, puisque la peau détériorée se régénère lentement ; il faut y tenir une grande propreté, les laver souvent avec de l'huile judaïque, ce qui fortifiera la partie de la peau renaissante : on peut en imbiber les linges des bandages des orteils. On renouvelle l'appareil chaque jour. Cette maladie n'est pas la même que celle du n.° 12 ; elles s'annoncent rarement en hiver. C'est au printemps, jusqu'à l'automne, qu'elles nous tourmentent le plus, ainsi que les cors, et les durillons en hiver.

Sous le n.° 11, c'est une espèce de claveau et une des plus mauvaises maladies des pieds ; ce sont les plus mauvaises excroissances ; je les nomme des corrodes, parce que, en effet, cela n'est ordinairement qu'une masse de peaux mortes corrodées par la sueur qui se ramasse dans un creux que la nature a fait former par la pesanteur de notre corps sur nos pieds entre le petit orteil et son voisin, dans lequel se ramasse facilement de la crasse, et cette crasse n'est souvent qu'un décomposé de la transpiration, qui se réduit en espèce de sel âcre qui brûle la peau fine du fond de ce creux, qui la reserre tellement, qu'il en fait ramasser quelquefois de la grosseur d'une noisette; il arrive souvent que par-dessous cette excroissance, il se forme un abcès qui en occasionne souvent la guérison, en produisant l'effet que produirait un vésicatoire.

Cet abcès se remplit d'une matière purulente, quelquefois sanguinolente, qui cause des douleurs atroces jusqu'à ce qu'elle se procure une issue. Quand il est vidé du pus qu'il contenait, l'on voit, à la fourche des deux orteils, un grand vide qui pénètre en dedans de l'entre-deux de ces doigts ; j'en ai vu de six lignes de profondeur qui avaient fait enfler les pieds, au point de falloir faire usage de cataplasmes anodins pour dissiper les mauvais sympstômes de l'inflammation, et qui avaient donné la fièvre pendant plusieurs jours, jusqu'au point d'y craindre la gangrène.

Que l'on juge, d'après ces rapports, de la douleur que doivent éprouver les personnes à qui cela arrive, et alors cela n'est pas tout-à-fait sans quelques dangers, mais cela arrive rarement.

Si nous en voyons quelque exemple frappant, c'est presque toujours de ce genre de maladies, ou de quelques cors caverneux qu'on a négligés dans leur principe, ou mal soignés dans la force de leur éruption. Quand cette occasion se présente, le plus grand des soins consiste dans une extrême propreté : il y a des personnes à qui on ne peut les en débarrasser facilement, et à d'autres une seule opération suffit.

Ces sortes de maladies sont fréquentes, surtout aux pieds des dames ; mais cette sorte d'accidens, dont il est parlé plus haut, arrive fort rarement ; car la société serait bien à plaindre, si tous ceux qui ont des corrodes en éprouvaient les mêmes désagrémens ; de même, tous ceux à qui il se forme de la matière purulente sous un cor, il n'y a que la négligence ou la crainte qui peuvent la procurer.

Pour s'en débarrasser, il faut enlever toutes les peaux mortes qui se trouvent entre les doigts, principalement au fond de la fourche où se trouve le creux, parce que la partie corrodée est presque toujours couverte et pressée par une autre ; celui qui se trouve attrapé à côté d'un doigt, est souvent de tous les deux ; c'est ce qui fait dire que ces cors sont toujours deux l'un sur l'autre.

Quand on les a bien nettoyés de toutes les peaux mortes, l'on prend un peu d'amadou ou de la charpie ; on en fait un peloton assez fort pour qu'il tienne les doigts écartés, pour donner à l'air un libre cours dans cette partie qui en était privée. On introduit ce tampon dans le creux des deux orteils, c'est-à-dire, dans le vide où étaient les peaux mortes, et l'on enveloppera un doigt d'un bout à l'autre pour que le bandage empêche ces deux doigts de se toucher ; on en changera l'appareil chaque jour, pour que la charpie ne devienne pas corrosive elle-même. L'on pourra faire usage des poudres dessiccatives, comme la poudre de litharge, de blanc de céruse, d'alun calciné, de l'extrait de saturne et du vinaigre, d'eau de Cologne, d'huile judaïque, et autres liquides spiritueux, etc.

On pourra mettre aussi un morceau de lard de porc, un peu de poumon de quelque être que ce soit, un peu d'éponge fine : s'il y a inflammation, l'on fera usage de cataplasmes. C'est encore le cas de dire : Patience et longueur de temps font plus que force et que rage.

Sous le n.° 12, c'est une autre espèce de lentille qui fait une petite ampoule à la superficie de la peau, au-dessous de laquelle, au beau milieu, on aperçoit souvent un petit trou comme la piqûre d'un ver à papier, dans lequel est souvent contenue de l'eau claire ou du pus en petite quantité, qui ne reste pas de faire bien souffrir les malades, et parfois fait du sang vermeil, d'autres fois corrompu ; enfin, c'est toujours une espèce d'abcès qui porte souvent inflammation. Quand on a vidé cette ampoule, on voit au-dessous, à une ligne de profondeur, une couleur rouge ; l'on croirait voir la chair vive. C'est une seconde ampoule pleine de bon sang vermeil. Si on la perce, elle donne une cuison comme si l'on se brûlait : c'est pour cela que je ne conseille pas de la percer sans nécessité.

Malgré qu'il n'y ait aucun danger, mon avis serait d'en enlever la peau morte, et le caustiquer avec le nitrate d'argent, pourvu qu'on n'ait pas découvert le vif, ni fait saigner. Si cela était arrivé, l'on attendrait le lendemain pour le cautériser, de même sur les cors.

Ces espèces de lentilles viennent entre tous les doigts sans distinction, et à toutes les positions ; c'est pourquoi j'ai conseillé à tous ceux qui en ont plusieurs, ou qui leur en vient facilement, de se faire tricoter des gants de fil bien fin, et tricotés très-clair pour les pieds : il faut les doigtiers fort courts.

J'en ai trouvées qui avaient un petit gravier pour principe de leur excroissance : pour celles-là, elles sont aussitôt guéries qu'enlevées : on peut y mettre une enveloppe par précaution.

Sous le n.° 13, c'est un gros durillon qui est occasioné par le contre-fort des bottes ou par les bordures des souliers, et souvent par les replis des bas ou chaussons que l'on y met dedans; il est rarement douloureux ; mais quand il est trop fort, il gêne.

J'en ai vu qui, par leur grosseur, étaient semblables à de petites cornes d'agneaux, tant ils étaient longs et durs.

Pour s'en débarrasser, il faut les tondre avec le coupe-cors, ensuite les unir avec la râpe ou une pierre-ponce, et éviter ce qui leur a donné lieu pour cela.

Quand on veut mettre une paire de bottes, et y mettre des chaussons dedans, lorsqu'on a mis ses bas, on doit bien les tirer par le bout du pied, qui soient bien tendus; ensuite avoir une forte aiguille enfilée d'un bon fil double un peu long; ensuite l'on pique ses bas au bout des orteils les plus longs, comme si on voulait les coudre point en avant. On laisse ladite aiguille enfilée au bout du chausson, et l'on met ses bottes; lorsqu'on les a chaussées, on retire l'aiguille par le moyen du fil qui sort en dehors de la botte, et les bas ne feront point des plis aux talons, puisqu'ils se trouveront libres au bout des orteils dans la longueur des chaussures.

La figure 2 représente un pied bien fait sans aucune espèce de maladie ; beaucoup diront : Il est digne d'envie.

La figure 6 représente le rondelet pour parer les alentours des ognons quand il y a un cor par-dessus, et qu'on y applique quelque onguent caustique.

La figure 7 sert pour les durillons dessous la plante des pieds.

La figure 8 est exprès pour les lentilles.

Toutes les trois 6, 7 et 8, peuvent se remplacer l'une par l'autre aux mêmes usages.

La figure 3 représente un pied à l'envers, où sont désignées la plus grande partie des maladies qui nous y arrivent fréquemment, avec leurs noms et les causes qui leur donnent lieu, et ce qu'il faut faire pour s'en soulager ou guérir. Chacune sera désignée par un numéro, et les bouts des doigts par un point, ainsi que toutes les pointes qui se trouvent parsemées sur toute la circonférence de la plante des pieds occasionée par autant de chevilles en bois que les cordonniers mettent en usage pour contenir les cambrures avant de brocher les semelles; c. qui n'arriverait pas si, après avoir fini les bottes ou souliers, ils avaient le soin de les bien couper, et abattre toutes les éminences causées par les trous des clous à talon et à brocher. Pour cet effet, les cordonniers et bottiers devraient avoir une espèce de semelle en fer, laquelle, introduite dans les chaussures en y frappant par-dessus, applanirait toutes les bosses qui peuvent faire quelque dommage aux pieds.

Sous le n.º 1, ce durillon vient par-dessous le métatarse, ou gros orteil, aux personnes qui fatiguent par des marches trop continuées pour la délicatesse de la peau de leurs pieds. — Après en avoir coupé le dur, il faut faire usage d'un rondelet, fig. 6, 7 et 8, selon sa grandeur et forme; ou d'un doigtier, fig. 5.

Sous le n.º 2, c'est un durillon-cor; il vient plus particulièrement aux personnes qui portent le devant de leurs pieds en dehors en marchant : quelquefois il est sans racines ; alors il n'est point douloureux ; c'est un des plus fréquens, parce qu'il fait un point d'appui parallèle au n.° 4 ; il faut le même soin qu'au précédent.

Sous le n.° 3, c'est un autre durillon-cor, qui vient à ceux qui marchent un peu cagneux, c'est-à-dire, le devant du pied en dedans : il est par fois bien incommode pour s'en soulager. Il faut, après l'avoir tondu, faire usage d'un petit coussin qu'on fait exprès, introduit et attaché dans les bas, afin qu'il reste à sa direction.

Sous le n.° 4, ce durillon est à peu-près comme celui n.° 3, sauf qu'il est plus sur le bord du pied ; plusieurs personnes en sont attaquées ; il est très-douloureux, et il est souvent causé par le bord de la première semelle des chaussures en dedans qu'elle se relève, et elle est plus dure que la peau ; c'est le point d'appui qui fait parallèle avec le n.° 2 ; il faut le même soin qu'aux autres.

Sous le n.° 5, c'est un durillon bourrelet qui tient quelquefois une longueur de près de deux pouces ; il y a par fois plusieurs points ou racines d'une couleur bien rouge qui font souffrir plus particulièrement en été, parce que ces sources sont autant de petits échymoses comme il y a de points, et l'hiver tous ces calus crustacés se gercent ou se crevassent au point que pour parer aux souffrances qui pourraient en résulter, on est obligé à coudre une partie de ces fentes après avoir adouci la peau avec un cataplasme émollient; l'on peut aussi y parer, en les tenant râpés, c'est-à-dire, amincis, et faire usage de quelqu'emplâtre adoucissant, et même un coussin.

Sous le n.° 6, ici une fois, c'est un durillon; une autre, c'est un durillon bourrelet qui forme un ganglion très-fort, mais rarement douloureux, et souvent c'est une raie ou crevasse qui fait former deux plis à la peau, de manière qu'elle finit par une grande gerçure très-profonde et bien douloureuse; j'en ai trouvé de si prodigieuses, qu'après en avoir coupé les bords, j'ai été obligé à coudre la fente qui restait béante, c'est-à-dire, ouverte, pour en obtenir une cicatrisation prompte et avantageuse pour le malade.

Cela arrive le plus souvent à ceux qui négligent de se soigner leurs pieds, et à ceux d'un état rustique qui vont souvent à l'eau, et qui marchent pieds nus comme les jardiniers et les blanchisseuses, et autres semblables états, etc. etc. etc. Pour les guérir, il faut une grande propreté et du repos, et quelque embrocation un peu astringente d'huile judaïque.

Sous le n.° 7, ce durillon est désigné sous le nom de bourrelet du talon ; il devient quelquefois si fort, qu'il en fait le tour ; il est qnelquefois douloureux, mais rarement, s'il n'est accompagné de quelqu'autre accident. Son incommodité consiste plus à déchirer les bas, qu'à faire souffrir ; on ne peut pas le détruire, mais on l'amincit avec la râpe, sans inconvénient.

Il se fait parfois des meurtrissures avec une espèce de verrue plate qu'on prendrait pour un cor, et en le coupant, il saigne facilement et abondamment ; c'est sa guérison ordinaire. Il faut quelquefois des cataplasmes pour en ôter l'inflammation, et les mener à mâturité. Si ce n'est quelqu'une de ces causes, on peut y employer les caustiques avec prudence ; il se fait d'autres meurtrissures partout ailleurs, particulièrement sous toutes espèces de durillons qui produisent les mêmes effets ; et avec les mêmes soins, on en obtient les mêmes résultats.

Sous le n.° 8, ordinairement cette sorte de durillons viennent aux personnes qui marchent bien et cavaillèrement ; posant leurs pieds bien droits en marchant, ils usent les semelles de leurs chaussures. Au milieu, c'est là le véritable point d'appui de tout le monde, excepté les estropiés. Il est assez souvent douloureux, surtout aux personnes avancées en âge ; pour s'en soulager, il faut le nicher dans une cage, comme il est dit à l'article de la chaussure, ou mettre en évidence le rondelet, fig. 8, 7 et 6, selon sa forme.

..... Ici ces cinq points sont les signes très-distingués d'un durillon sous le bout de chaque orteil ; il s'en trouve de bien douloureux à certains pieds ; ils sont aussi incommodes que de véritables cors, et aussi difficiles à guérir, parce qu'on y marche toujours dessus ; ils proviennent des chaussures courtes dans leurs principes, et ce sont autant de petits marteaux qui frappent par terre en marchant, comme les touches d'un piano frappent sur les cordes de l'instrument quand on s'en sert pour jouer un air. Ils causent de grandes souffrances, et souvent ils attaquent les ongles de différentes manières ; je les ai marqués par un point au bout de chaque orteil ; ils sont fort difficiles à guérir ; pour cela, on doit faire usage d'un doigtier, comme il est représenté figure 5, dans lequel on insinuera un peu de coton cardé, mêlé avec un peu de crin fin, afin qu'il se conserve une élasticité dans le bout du doigtier qui repousse les coups chaque fois qu'ils frappent par terre, et les tenir coupés à propos.

Ici il faut dire un mot sur les durillons qui se

trouvent parsemés par toute la plante des pieds ; on les nomme des points, parce qu'ils n'ont qu'un seul point chacun, sans bourrelet à l'entour ; ils sont formés ordinairement par les chevilles mal coupées que les cordonniers mettent en faisant les souliers pour tenir les cambrures. Ils se guérissent facilement ; il faut les enlever, le plus profondément possible, une ou deux fois à une quinzaine de jours de distance, et éviter ce qui leur a donné lieu ; s'ils ne disparaissaient pas, on les traiterait comme les verrues, avec les caustiques ou les acides, et toujours commodes à soi.

Article des Instrumens nécessaires à un Pédicure pour soigner les pieds.

1. Il faut avoir plusieurs coupe-cors de différente configuration.

2. Une paire de ciseaux à lame courte et renforcés, mais pointus, pour couper les ongles.

3. Une paire de pinces ; on les appelle tricoises, qui servent à couper les ongles qui sont trop forts pour être coupés avec les ciseaux.

4. Une paire de petites pinces en argent, appelées Bruxelles, pour prendre les petits morceaux des angles des ongles qui entrent dans la chair, et qui ne veulent pas tomber après être coupés avec les ciseaux ou avec les pinces.

5. Un relevoir, aussi en argent, pour passer par-dessous les ongles avant de les couper, pour

s'assurer s'il n'y a pas quelque obstacle ou danger à faire du mal en les coupant ; il doit avoir un bout rond, et l'autre plat, pour sortir les crasses qui restent par-dessous les ongles après les avoir coupés, et pour en relever les angles s'il est nécessaire.

6. Une râpe en acier, pour râper les gros ongles qui sont attaqués de la gangrène sèche, et pour râper aussi les peaux mortes qu'il y a à différens endroits de la plante des pieds, principalement les bourrelets du talon.

7. Une lime douce en acier, pour unir ou radoucir le taillant ou bout des ongles, quand on les a coupés avec les ciseaux ou les pinces, afin qu'ils ne coupent point les bas, ce qu'il ferait si l'on n'avait cette précaution : la lime sert encore pour amincir les ongles, et à les velouter quand on les a amincis avec un instrument tranchant, pour que les lames qui servent à sa formation ne soient point endommagées, ce qui pourrait occasioner de grandes difformités aux gros ongles ; j'en ai vu devenir tout raboteux pour avoir été mal soignés.

8. Une petite brosse à couteau, pour brosser les ongles quand on a fini de les arranger, et la passer entre les orteils les uns après les autres pour en enlever tous les morceaux d'ongles, et les pellicules des cors qui pourraient s'y être introduits en les coupant.

9. Un polissoir comme un cuir à rasoir, afin d'y passer ses instrumens par-dessus avant de commencer à opérer qui que ce soit : cela doit se faire par précaution de propreté ; car tout le monde ne sait pas qui l'on vient d'opérer, et sans cette précaution l'on pourrait craindre avec raison ; car la délicatesse et la propreté sont de grandes vertus.

10. Un étui pour tenir dedans une pierre du nitrate d'argent ou pierre infernale.

11. Un autre petit instrument pour enfoncer de la charpie sous les angles des ongles ; mais le relevoir peut y suppléer.

12. Une trousse pour tenir tous les instrumens rangés en bon ordre.

13. Une boîte pour tenir quelques épithèmes, pour pouvoir faire quelques emplâtres ou des sparadraps, selon le besoin et les circonstances.

14. Un petit instrument appelé l'ongle, pour enlever les corrodes du n.° 11.

15. Un porte-mémoire avec son crayon, pour prendre les notes que l'on vous donne dans différens endroits ; l'exactitude et la clef de la trousse, et la réputation de l'artiste, viennent de la dextérité de sa main.

Remède spécifique contre la Goutte.

Le sieur Fabre, de la commune de Blagnac près de Toulouse, fut atteint très-jeune de cette cruelle maladie qu'on nomme goutte, et il se soulageait toujours en moins de vingt-quatre heures, au moyen d'un remède qui n'est autre chose qu'un vinaigre composé, dont nous donnerons plus bas la recette ; et les accès qui revenaient d'abord de six en six mois, d'année en année, ne revinrent bientôt que tous les deux ou trois ans ; il voyait même des accès ne paraître qu'au bout de huit ans d'intervalle. Aussi, chaque fois qu'il avait une attaque, avait-il le soin de faire, sans délai, usage de son remède de la manière dont nous donnerons aussi la description.

Ce monsieur Fabre m'a assuré avoir guéri radicalement plusieurs goutteux, ce qui prouverait que cette maladie est très-facile à guérir dans certains individus, et qu'elle ne fait de si funestes progrès que par la négligence. Cela prouverait de plus, comme il le disait souvent lui-même, qu'on est encore dans l'erreur sur les vraies causes de cette singulière infirmité. On craint, disait-il, de répercuter cette maladie, sans doute très-aiguë dans ses accès périodiques, mais très-peu destructive, et on ne craint pas d'en répercuter tant d'autres dont il est inutile de retracer ici les noms et les funestes effets. Il avait raison de soutenir que la goutte est une maladie plus douloureuse que destructive ; en effet, sur cent goutteux, combien y en a-t-il qui meurent d'une goutte remontée sur la poitrine ? A peine un sur cent ; le plus grand nombre est de ceux dont la goutte est unie à d'autres maladies avec lesquelles elle paraît avoir quelque affinité : mais parce que sur cent individus il en mourra trois ou quatre d'une goutte remontée, faudra-t-il que tous les autres, victimes d'une crainte très-peu fondée, demeurent toute leur vie impotens et rongés de douleurs les plus cruelles ?... Le possesseur de cette recette est âgé de plus de quatre-vingts ans ; peu favorisé de la fortune, sa vie entière fut vouée à un travail manuel qui le forçait à demeurer constamment sur ses pieds.

Manière dont il faut faire usage de son remède.

On sait que cette maladie attaque ordinairement les extrémités inférieures des pieds, et plus rarement les mains.

Il faut parfumer la partie malade sur un réchaud avec du genièvre, ou quelques herbes aromatiques, et à défaut, sur un bassin d'eau bouillante, ayant soin de recouvrir d'un linge la partie malade et le bassin tout ensemble, de manière que la fumée ne s'échappe point.

Le but de cette fumigation est de ramollir les

tégumens, d'ouvrir les pores, et les disposer à recevoir l'effet du remède. Au bout d'une demi-heure de fumigation, on prend un chiffon de flanelle, qu'on trempe dans le vinaigre, et dont on entoure la jambe près du genou, et ensuite, avec un autre morceau de flanelle douce, également humecté dudit vinaigre, on frotte assez fortement sur la partie qui n'est pas souffrante, depuis le mollet, autour de la jambe, jusqu'au talon, et successivement jusque sur le mal, que l'on frotte avec plus de ménagement, mais toujours en descendant vers l'extrémité, comme si on voulait faire sortir l'humeur par l'orteil. Si la goutte est à la main, on procède de même, en commençant par l'avant-bras.

Vinaigre spécifique contre la Goutte.

Prenez une livre de litharge d'or et un litre de bon vinaigre délayés, et faites bouillir le tout dans un poêlon de cuivre rouge jusqu'à réduction de moitié, en remuant constamment avec une spatule ou un manche de cuillère de bois, pour soulever et détacher la litharge du fond du poêlon.

Il faut être attentif; car lorsque le vinaigre est prêt à bouillir, il se gonfle, s'élève, et se répand sur les bords comme ferait le lait, ce qu'on évite facilement en retirant le poêlon du feu, et le posant à terre chaque fois qu'il se gonfle. Quand la cuisson est faite, on laisse refroidir et reposer ; ensuite on décante, c'est-à-dire, on tire au clair ce vinaigre, on le met dans une bouteille qu'on bouche et qu'on garde pour le besoin ; il ne se gâte jamais.

Nota. Je pense que ce remède serait encore plus efficace, si l'on préparait le malade par quelques remèdes intérieurs, alternatifs et dépuratifs.

TABLE DES MATIÈRES

PAR CHAPITRES ET ARTICLES.

FIN DE LA TABLE.

L'auteur et éditeur de cet ouvrage observe que ses traductions ne sont point littérales ; qu'il y a de plusieurs ouvrages du domaine public et des allégations de ses observations, et qu'il a changé quelques assertions qui lui paraissaient trop élevées dans la science chirurgicale, pour être à la portée de tout le monde, qui doit en tirer quelques avantages personnels, et qui en serait privé par des expressions scientifiques, parce que tous n'ont pas fait de grandes études, et que j'ai promis d'en mettre la lecture à la portée de ceux qui savent seulement un peu lire.

Il annonce qu'il ne reconnaîtra son ouvrage que dans les exemplaires qui seront signés de sa main par les lettres portées au manuscrit, et que tous les autres seront le travail d'un contrefacteur, qu'il poursuivra, par tous les moyens possibles, devant les tribunaux, ainsi qu'il est dit au commencement de l'ouvrage.

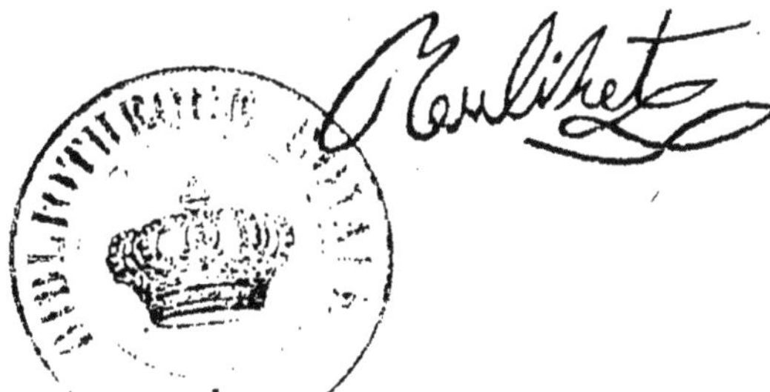

Le présent Traité se trouve chez l'Auteur, rue des Tourneurs, n.° 35, et chez l'Imprimeur ; le prix est de 5 francs, broché.

www.ingramcontent.com/pod-product-compliance
Ingram Content Group UK Ltd.
Pitfield, Milton Keynes, MK11 3LW, UK
UKHW020211250726
13967UKWH00003B/1402